华西口腔医院医疗诊疗与操作常规系列丛书

口腔急诊诊疗与操作常规

主　　编　李龙江

副 主 编　李 一　徐 欣　杨　征

编　　者（以姓氏笔画为序）

吉　阳　刘　显　刘济远　李　一　李龙江　李　博
杨　征　吴沉洲　何利邦　但红霞　张　敏　张　琼
林　洁　周小蓉　周凤仙　段丁瑜　徐　欣　唐　蓓
敬　伟　潘　剑

主编助理　李　博

人民卫生出版社

图书在版编目（CIP）数据

口腔急诊诊疗与操作常规 / 李龙江主编. —北京：
人民卫生出版社，2018

（华西口腔医院医疗诊疗与操作常规系列丛书）

ISBN 978-7-117-27671-9

Ⅰ. ①口… Ⅱ. ①李… Ⅲ. ①口腔疾病 - 急诊 - 技术
操作规程 Ⅳ. ①R780.597-65

中国版本图书馆 CIP 数据核字（2018）第 240883 号

人卫智网	www.ipmph.com	医学教育、学术、考试、健康，购书智慧智能综合服务平台
人卫官网	www.pmph.com	人卫官方资讯发布平台

口腔急诊诊疗与操作常规

主　　编：李龙江
出版发行：人民卫生出版社（中继线 010-59780011）
地　　址：北京市朝阳区潘家园南里 19 号
邮　　编：100021
E - mail：pmph @ pmph.com
购书热线：010-59787592　010-59787584　010-65264830
印　　刷：廊坊一二〇六印刷厂
经　　销：新华书店
开　　本：710×1000　1/16　印张：11
字　　数：186 千字
版　　次：2018 年 11 月第 1 版　2020 年 11 月第 1 版第 3 次印刷
标准书号：ISBN 978-7-117-27671-9
定　　价：40.00 元

打击盗版举报电话：010-59787491　E-mail：WQ @ pmph.com
（凡属印装质量问题请与本社市场营销中心联系退换）

总序

　　四川大学华西口腔医院始建于 1907 年,是中国第一个口腔专科医院。作为中国现代口腔医学的发源地,华西口腔为中国口腔医学的发展作出了杰出贡献,培养了一大批口腔医学大师巨匠、精英栋梁和实用人才。

　　百余年来,四川大学华西口腔医院坚持医疗立院、人才兴院、学术强院的发展思路,在临床诊疗、人才培养、科学研究、文化传承中不断创新发展,形成了华西特色的口腔临床诊疗规范和人才培养模式,具有科学性、指导性,易于基层推广。在多年的医疗工作、临床教学、对外交流、对口支援、精准帮扶工作中,深深地感到各层次的口腔医疗机构、口腔医务工作者、口腔医学生、口腔医学研究生、口腔规培医师,以及口腔医疗管理人员等迫切需要规范性和指导性的临床诊疗书籍。为此,四川大学华西口腔医院组成专家团队,集全院之力,精心准备,认真撰写,完成了这套诊疗与操作常规系列丛书。

　　《华西口腔医院医疗诊疗与操作常规》系列丛书共分 17 册,包括口腔医学所有临床学科专业。本系列丛书特点:①理论结合实际,既包括基础知识,又有现代高新技术;内容编排更贴近临床应用,深入浅出的理论分析,清晰的工作流程,明确的操作步骤;②体系完整,各分册既独立成书,又交叉协同,对临床上开展多学科会诊、多专业联动也有较强的指导性;③内容周详,重点突出,文笔流畅,既能作为教材系统学习,又能作为工具书查阅,还能作为临床管理工具运用,具有非常强的可阅读性和可操作性。

衷心感谢主编团队以及参与本系列丛书撰写的所有同仁们！感谢人民卫生出版社在出版方面给予的大力支持！感谢所有的读者！

谨以此书献给四川大学华西口腔医院 111 周年华诞！

《华西口腔医院医疗诊疗与操作常规》总主编

2018 年 9 月于华西坝

前言

口腔急诊医学是口腔医学和急诊医学的交叉学科。由于牙齿、颌面骨和颌面部软组织的解剖特殊性,急诊医学的内容无法简单复制到口腔领域。同时,我国目前口腔急诊的教材及参考书较少,很多内容都被合并于牙体牙髓病学、牙周病学、口腔颌面外科学及口腔修复学中,无法满足临床医师在急诊条件下的参考作用,因此急需一本关于口腔急诊医学的参考书来填补这一空白。

本书特点主要包括两点:一是全书围绕"急"字展开,关注点在于在急诊条件下,严谨、规范、迅速地解决患者病痛;二是一个"广"字,在本书的撰写过程中,我们召集了四川大学华西口腔医院所有科室的一线精英医护人员,根据他们在急诊工作中遇到的疾病及多年的诊治经验进行总结和编写,内容涵盖了口腔医学几乎所有的专科领域,为基层口腔医学工作者提供规范的参考和指导作用。

本书读者群主要针对基层的口腔医学工作者、规范化培训的医师及口腔医学学生,在充分覆盖口腔急诊中可能遇到的诊疗及操作常规的基础上,尽量精简内容,重点突出诊断、治疗要点,从而成为一本医师急诊过程中的可以随时参考查阅的口袋书。同时,本书的编者均为四川大学华西口腔医院的临床一线医师,在本书编写中,深深地融入了百年华西沉淀的规范化诊疗理念,也使本书成为华西口腔百年历史的缩影和见证。

在此,我深深的感谢《华西口腔医院医疗诊疗与操作常规》系列丛书编委会的信任,以及人民卫生出版社编辑和各位编委的辛勤工作,使这本书能够及时面世。由于内容较多,难免存在疏漏和不准确的地方,敬请各位读者朋友和临床医师批评指正,谢谢!

李龙江

2018 年 6 月于成都

目录

第一篇 检查技术

第二篇 口腔急诊诊疗常规

第三篇　口腔急诊治疗技术操作常规

第一篇

检 查 技 术

第一章

基础检查

第一节 问 诊

询问患者,以了解疾病的发生、发展和诊疗情况。

1. 主诉　主要症状或体征,包括症状和部位及发生的时间。

2. 现病史　疾病的发生和发展过程,包括:起病时间,主要症状特点,伴发全身症状,可能诱因,病情发展和演变,诊治经过和效果等。

3. 既往史　患者过去健康和疾病情况,包括:一般健康状况,其他疾病史,传染病史,手术外伤史、输血史、食物或药物过敏史等。

第二节 视 诊

观察患者的全身健康状况、颌面部、口腔软组织、牙列和牙齿情况等。

1. 全身情况　患者神志、精神和全身状态。

2. 颌面部情况　肤色、颌面对称性、有无肿胀、有无外伤、出血、开口型、张口度。

3. 口腔软组织情况　口腔黏膜、舌、牙龈有无肿胀、肿物、溃烂、出血、溢液、创伤等。

4. 牙列和牙齿情况　牙列完整性、排列情况、咬合情况,牙齿颜色、形态和质地的变化,口腔中充填物、修复体、矫治器等情况。

第三节 扣 诊

用手指触摸或按压,判断病变的位置、范围、质地、疼痛、受伤情况等。

1. 颌面部 病变范围、硬度、触痛、压痛、波动感、皮温、外伤情况等。

2. 淋巴结 颏下、下颌下、颈部淋巴结大小、数目、硬度、动度、压痛等情况。

3. 颞下颌关节 以双手示指和中指腹面贴于患者的耳屏前关节囊外侧,扣诊是否压痛。嘱患者作开闭口动作,扣诊关节窝是否空虚,双侧动度是否对称协调。手指继而向下扣诊髁突颈部。

4. 牙龈组织 手指扣诊患牙区牙龈及牙槽黏膜,判断病变情况。

第四节 探 诊

1. 牙齿硬组织 探针探查硬组织损坏深度、探痛,以及牙折裂位置。

2. 牙周探诊 牙周探针检查牙周袋的深浅,与牙齿的附着关系,是否有脓性分泌物溢出等。

3. 瘘管窦道检查 用牙周探针、15# 或 20# 牙胶尖探查瘘管、窦道,判断来源位置。

第五节 叩 诊

垂直叩诊或(和)水平叩诊,较轻力量,从健康牙开始,过渡到可疑患牙,以健康对侧同名牙或(和)邻牙做阴性对照。叩诊结果及记录如下:

叩诊(－):叩诊反应同正常牙,无明显不适。

叩诊(±):叩诊感觉不适或不明显疼痛。

叩诊(＋):较轻叩诊无明显疼痛,较大力量叩诊出现疼痛,或疑有疼痛。

叩诊（++）：中等力量叩诊出现疼痛，或叩诊疼痛明显。

叩诊（+++）：较轻叩诊即出现明显疼痛，或叩诊疼痛剧烈。

第六节 牙齿松动度检查

前牙用镊子夹住牙冠，后牙可用探针或闭合的镊子尖端置于殆面中央窝沟位置，于唇舌向（颊舌向）、近远中向和垂直向轻柔地摇动牙齿，观察牙齿松动的程度。

牙齿松动度检查结果及记录：

Ⅰ度松动：仅唇舌向（颊舌向）松动，或松动幅度小于 1mm。

Ⅱ度松动：除唇舌向（颊舌向）和近远中向松动同时存在，或松动幅度在 1~2mm。

Ⅲ度松动：唇舌向（颊舌向）、近远中向和垂直向均有松动，或松动幅度大于 2mm。

第七节 咬诊检查

将棉签头、棉卷、棉球等物放置于可疑牙殆面，嘱患者咬合，检查是否疼痛。或请患者自行咬合棉签或棉卷，待出现疼痛时咬住，帮助定位。

第八节 牙髓活力检查

一、牙髓电测试

【定义】

通过观察牙齿对不同强度电流的耐受程度对牙髓状态进行判断的方法，

其原理与温度测试相似,不同的只是刺激源。

【适应证】

需了解和鉴别牙髓活力状态的各种牙体牙髓疾病:①深龋;②牙髓充血;③急性牙髓炎;④慢性牙髓炎;⑤化脓性牙髓炎;⑥牙髓坏死;⑦根尖疾病。

【禁忌证】

安装有心脏起搏器者。

【操作方法及程序】

1. 详细说明检查方法及其可能的反应,取得患者的理解合作。

2. 隔湿,待测牙面颊(唇)面中1/3处涂布少量牙膏等导电介质。

3. 使用牙髓电测试仪,将检查头置于待测牙面,调整刻度以变换电流强度,先检查患牙同名牙或相邻正常牙,后检查患牙对电刺激的反应,感觉疼痛时离开牙面,读取数字。目前常用笔式测试器,使用前参看产品说明。

4. 结果及意义 比较患牙与正常牙读数,若与正常牙读数一样,提示患牙牙髓正常;若患牙读数较大,表示牙髓有变性改变;若患牙读数较小,表明牙髓处在较敏感状态;若患牙在电流最大值时仍无反应,说明牙髓已坏死。

【注意事项】

1. 牙髓电测试的结果判读时需注意假阳性和假阴性的排除,并需结合其他测试结果,分析得出牙髓状况的判定。

2. 以下情况下使用牙髓电测试法可能出现假阴性:牙髓过度钙化;根尖尚未完全形成的年轻恒牙;3个月内受过外伤的患牙;患者在检查前使用过止痛剂或麻醉剂。

3. 牙髓电测试时若导电介质与牙周组织接触,可能出现假阳性。

二、温度测试

【定义】

通过观察牙齿对不同温度的反应对牙髓状态进行判断的方法,包括冷测法和热测法。

【适应证】

需了解和鉴别牙髓状态的各种牙体牙髓疾病:①深龋;②牙髓充血;③急性牙髓炎;④慢性牙髓炎;⑤化脓性牙髓炎;⑥牙髓坏死;⑦根尖疾病。

【操作方法及程序】

1. 详细说明检查方法及其可能出现的反应,取得患者的理解合作。

2. 冷诊法　低于10℃者可用于冷诊,冷刺激源有冷水、冰棒、二氧化碳干冰等,将冷刺激源置于牙冠唇(颊)面中1/3处,观察患者的反应。若使用冷水测试,测试应按照从后向前、从下往上的顺序进行,避免流水流动到其他牙齿造成干扰。

3. 热诊法　高于60℃者可用于热诊,常用的热刺激源有热牙胶棒和热水。若用牙胶棒测试,首先应涂抹一薄层凡士林于待测牙表面以防热牙胶粘着,将加热变软但未崩塌的牙胶棒,立即置于牙冠唇(颊)面中1/3处,观察患者的反应。

4. 如果待测牙为全冠修复,可使用橡皮障完全隔离测试牙,使用热水浴和冷水浴的方法测试,可获得最准确的结果。

5. 结果及意义　无反应,经常为牙髓无活力,但也可由于过度钙化、根尖孔未发育完成、近期外伤或患者事先用药而出现假阴性;轻至中度短暂疼痛,刺激去除后1~2秒消除,可认为是正常反应;重度、短暂的疼痛反应,刺激去除后1~2秒消除,是可复性牙髓炎表现;中至重度疼痛反应,刺激去除后,疼痛延续数秒或更久,是不可复性牙髓炎的特征。

【注意事项】

1. 无论做冷测法还是热测法,均要避免强烈刺激给患者造成新的痛苦。

2. 以下情况下使用牙髓电测试法可能出现假阴性:牙髓过度钙化;根尖尚未完全形成的年轻恒牙;3个月内受过外伤的患牙;患者在检查前使用过止痛剂或麻醉剂。

3. 外伤牙早期、牙髓钙化、年轻恒牙或服用止痛药的患者对温度测试反应不准确,需结合其他临床检查结果,综合分析得出牙髓状况的判定。

(杨　征　何利邦)

第二章

影像学检查技术

第一节　根尖片检查技术

【适应证】

牙体、牙周及根尖周病变。

【禁忌证】

1. 重度开口困难者。

2. 全身状况不允许者。

3. 精神或智力状态不配合者。

4. 婴幼儿不能配合者。

【操作方法及程序】

（一）患者体位

1. 坐在专用拍摄坐椅上，椅座呈水平位，背托呈垂直位，调节坐椅高度，使患者口角与术者腋部相平。

2. 患者坐位呈直立姿势，头部靠在头托上，矢状面与地面垂直。

3. 投照上颌前牙时，头稍低，使前牙唇侧面与地面垂直；投照下颌前牙时，头稍后仰，使前牙的唇侧面与地面垂直。

4. 投照上颌后牙时，外耳道口上缘至鼻翼之连线（听鼻线）与地面平行；投照下颌后牙时，外耳道口上缘至口角之连线（听口线）与地面平行。

（二）胶片放置及固定

胶片放入口内应使胶片感光面紧靠被检查牙齿的舌（腭）侧面。投照前牙时，胶片竖放，边缘高出切缘 7mm 左右，投照后牙时，胶片横放，边缘高出殆面

10mm 左右。胶片放好后,嘱患者用拇指(上颌)或示指(下颌)固定。

（三）X 线中心线

X 线中心线位置:投照根尖片时,X 线中心线需通过被检查牙根的中部,其在体表的投影位置如下:

1. 投照上颌中切牙时,通过鼻尖。

2. 投照上颌侧切牙时,通过鼻尖与投照侧鼻翼之连线的中点。

3. 投照上颌尖牙时,通过投照侧鼻翼。

4. 投照上颌前磨牙以及第一磨牙时,通过颧骨前方;投照上颌第二磨牙和第三磨牙时通过投照颧骨下缘。

5. 在投照下颌牙时,X 线中心线均在沿下颌骨下缘上 1cm 的假想连线上,然后对准被检查牙齿的部位投照。

（四）X 线中心线角度

X 线中心线与被检查牙体长轴和胶片之间的夹角分角线的角度称为垂直角度,应尽量呈直角投照。X 线中心线向牙近远中方向所倾斜的角度称为 X 线水平角度。由于个体之间牙弓形态可以有较大区别,X 线水平角度必须随患者牙弓形态进行调整。其目的是使 X 线与被检查牙齿邻面平行,以避免牙影重叠。应根据不同牙位,采用不同的 X 线中心线投照角度(表 1-2-1)。

表 1-2-1　投照上下颌牙齿时 X 线倾斜平均角度

部位	X 线倾斜方向	球管倾斜角度
上颌切牙位	向足侧倾斜	+42°
上颌尖牙位	向足侧倾斜	+45°
上颌前磨牙及第一磨牙位	向足侧倾斜	+30°
上颌第二、第三磨牙位	向足侧倾斜	+28°
下颌切牙位	向头侧倾斜	−15°
上颌尖牙位	向头侧倾斜	−18°~−20°
上颌前磨牙及第一磨牙位	向头侧倾斜	−10°
上颌第二、第三磨牙位	向头侧倾斜	−5°

【注意事项】

1. 如果牙齿排列不整齐,颌骨畸形或口内有较大肿物妨碍将胶片放在正常位置时,可根据牙体长轴和胶片所处的位置改变 X 线中心线倾斜角度。

2. 如遇腭部较高或口底较深的患者,胶片在口内的位置较为垂直,X 线中心线倾斜的角度应减少;而全口无牙,腭部低平,口底浅的患者,则胶片在口内放置的位置较平,X 线中心线倾斜的角度应增加。

3. 根据患者的肌肉厚度和骨骼密度情况,调整曝光时间。

4. 儿童因牙弓发育尚未完成,腭部低平,X 线中心线倾斜的角度应增加 5°~10°。

第二节　全景片检查技术

【适应证】

颌骨病变、颌骨骨折,急性冠周炎或其他牙体牙髓根尖周疾病导致张口困难患者。

【禁忌证】

1. 全身状况不允许者。

2. 精神或智力状态不配合者。

3. 婴幼儿不能配合者。

【操作方法及程序】

1. 核对患者信息,根据患者年龄、性别选择拍摄模式,进入相应拍摄程序。

2. 患者取直立位或坐位,颏部置于颌托上,前牙咬在咬合板槽或咬合块槽内,头矢状面与地面垂直,听眶线与听鼻线的分角线与地面平行。

3. 双手握住把手,调整垂直线位于患者面部正中间,尖牙线对准尖牙,锁紧头夹后,嘱患者保持不动。

4. 曝光完成后保存、处理图像。

【注意事项】

1. 患者头颈部的金属物品会影响图像质量,嘱咐患者摘下颈部以上的金属物品(耳环、义齿等),以及帽子、眼镜等其他饰品,穿上防护衣。

2. 外伤无法完全摆正体位患者,可根据患者现有体位,适当调整尖牙线位置,尽可能清晰显示颌骨骨折及牙体情况。

3. 无法独立完成拍摄的儿童,应有患者家属陪同并辅助完成拍摄。

第三节 CBCT 检查技术

【适应证】

急性冠周炎或牙体牙髓病、根尖周疾病导致张口困难患者,根折或颌骨病变及颌面部创伤。

【禁忌证】

1. 全身状况不允许者。

2. 精神或智力状态不配合者。

3. 婴幼儿不能配合者。

【操作方法及程序】

1. 嘱患者摘下颈部以上的金属物品(耳环、义齿等),以及帽子、眼镜等其他饰品。

2. 根据临床需求调整拍摄模式,调整电流电压参数。

3. 根据拍摄部位调整拍摄视野范围(大、中、小)及定位线,投照上颌牙时,头稍低;投照下颌牙时,头稍后仰,将拍摄牙位/部位定位于视野中心。

4. 曝光完成后处理、保存图像。

【注意事项】

1. 头颈部金属及高密度物品,如耳环、发夹、项链等,会造成伪影干扰,应嘱患者除去。

2. 检查过程中要求患者保持体位不动直至检查完毕。

3. 儿童及危重患者,需在家属陪同下完成检查。

第四节　螺旋 CT 检查技术

【适应证】

颌面部间隙感染、肿瘤、外伤或合并颅脑损伤。

【禁忌证】

1. 全身状况不允许者。

2. 精神或智力状态不配合者。

3. 婴幼儿不能配合者。

【操作方法及程序】

1. 根据拍摄部位嘱患者采取不同的体位,头颈部拍摄一般取仰卧位。

2. 根据拍摄范围及进出床方式,调整定位线,面部中线固定在正中央,自颅底至下颌骨下缘 2cm 进行轴位扫描,可根据临床需要调整扫描范围。

3. 根据病变部位、病变性质和临床要求确定扫描参数。

4. 普通 CT 扫描(平扫)　先扫侧位或正位定位像,再确定基线、扫描范围、显示野、层厚、间隔和 X 线剂量等技术参数,然后完成扫描。

5. 曝光完成后保存、上传图像。

【注意事项】

1. 除去检查部位体表金属及高密度物品,如耳环、发夹、项链、含金属的衣物、纽扣、皮带、手机、钱包及钥匙等,以避免造成伪影干扰。

2. 检查过程中要求患者保持体位不动直至检查完毕,同时注意观察患者情况。如有不适或发生异常情况,请及时通过对讲机通知扫描人员。

3. 儿童及危重患者,需在家属陪同下完成检查。

第五节　其他平片检查技术

【华氏位片】

1. 华氏位片主要用来观察鼻窦的情况,特别是上颌窦影像显示最佳。在上颌骨外伤时,常用此片观察颌面骨情况。

2. 拍摄时,患者面向暗盒,头矢状面与暗盒垂直。使颏部靠暗盒下缘,头后仰,使外耳道口上缘与外眦的连线与胶片成 37° 角,鼻尖与上唇间的中点放于暗盒中心。X 线中心线对准上唇与鼻尖间的中点,与暗盒垂直射入胶片中心,焦点胶片距离为 100cm。

【颧弓位片】

1. 颧弓位片主要用于检查颧骨及颧弓骨折。

2. 拍摄时患者头后仰,调节暗盒架使头顶与暗盒触,使听鼻线与暗盒短轴平行,焦点胶片距离为 100cm。

（唐　蓓）

第二篇

口腔急诊诊疗常规

第一章

儿童口腔疾病急诊诊疗常规

第一节 乳牙急性牙髓炎

【概述】

乳牙急性牙髓炎（acute pulpitis of deciduous teeth）临床上绝大多数属于慢性牙髓炎急性发作而致，龋源性尤为显著，发病急，疼痛剧烈，患儿常哭闹，影响睡眠。

【临床表现】

1. 典型疼痛症状 患侧阵发性自发痛、夜间疼痛明显且频繁，冷热刺激可引发或加重疼痛，影响睡眠。

2. 可见患牙龋洞较深，部分病例可探查到露髓孔，探诊疼痛或无感觉，或可见充填体存在，叩痛（+~+++）。

3. 患牙松动度增加，常伴有食物嵌塞和龈乳头炎。

4. X线片检查显示龋洞近髓腔，根尖周无病变，无病理性牙根吸收，恒牙胚硬骨板完整。

【诊断要点及鉴别诊断】

1. 诊断要点 典型的疼痛症状，患牙探及龋洞，明显叩痛，松动度增加；影像学检查。

2. 鉴别诊断

（1）深龋（deep caries）

1）疼痛症状：可有冷热刺激痛和食物嵌塞痛，但无自发痛病史。

2）临床检查：深龋洞，探诊疼痛或无感觉，未探及露髓孔，叩痛（−），无异常松动度。

3）X线片检查：龋坏深度未及髓腔，无根尖周病变和病理性牙根吸收。

（2）龈乳头炎（papillary gingivitis）

1）疼痛症状：疼痛性质为持续性胀痛，疼痛多可定位。

2）临床检查：患儿所指示部位的龈乳头充血、水肿，探诊出血，触痛极为明显，相邻患牙可有叩痛，无异常松动度。

【治疗原则与方案】

1. 治疗原则 去除感染，缓解患儿疼痛症状，延长患牙的保存时间；防止对继替恒牙产生病理性影响。

2. 治疗方案

（1）患儿能够配合的情况下，首选局部麻醉下牙髓摘除术。

（2）患儿不能配合的情况下，行局部麻醉下开髓引流术或牙髓失活术。

3. 应急处理 根据患儿的合作程度、患牙龋坏程度、患牙牙髓根尖周情况选择开髓引流术、牙髓摘除术或牙髓失活术。

第二节 乳牙急性根尖周炎

【概述】

乳牙急性根尖周炎（acute periapical periodontitis of deciduous teeth）系乳牙根尖周围或根分歧部位的牙骨质、牙周膜和牙槽骨等组织的炎症性疾病。主要病因是牙髓来源的感染，其次是牙齿受到外力的损伤，牙齿发育异常、牙髓治疗过程中疼痛或充填材料使用不当等均可造成根尖周组织的严重损害。

【临床表现】

1. 典型的疼痛症状 疼痛性质为自发痛、持续性疼痛，不敢咬合，夜间疼痛明显，有跳痛或浮起感。患儿一般能明确指出患牙部位。

2. 可见患牙龋洞较深，部分病例可探查到露髓孔，探诊疼痛或无感觉。

3. 叩痛（+~+++），松动度明显，可达（Ⅱ~Ⅲ度）。

4. 牙龈肿胀、龈沟内炎性渗出物或出现瘘管是牙根周围组织存在炎症的诊断性指标。

5. X线片检查显示龋洞累及髓腔，急性根尖周炎时根周膜增宽；慢性根尖周炎急性发作时根分叉区或根尖周区出现透影区，可伴有病理性牙根吸收，可有恒牙胚骨硬板的破坏。

6. 可伴有面部肿胀,间隙感染,引流区淋巴结肿大、压痛;有时会出现全身症状,如体温升高、白细胞计数增多等。

【诊断要点及鉴别诊断】

1. 诊断要点　典型性的疼痛症状,可明确定位患牙,牙齿松动,牙龈脓肿或瘘管,X线片显示根分歧区和根尖周区骨质密度降低区,可伴有病理性的牙根吸收,可能有恒牙胚硬骨板的破坏和吸收,严重者伴有全身症状。

2. 鉴别诊断

(1)深龋:同"第一节 乳牙急性牙髓炎"。

(2)乳牙急性牙髓炎:同"第一节 乳牙急性牙髓炎"。

【治疗原则与方案】

1. 治疗原则　缓解患儿疼痛症状;减轻局部和全身的急性感染症状,减少对继替恒牙胚的病理性影响。

2. 治疗方案　开髓引流术、脓肿切开引流术、乳牙牙髓摘除术或乳牙拔除术。

3. 应急处理　根据患儿的合作程度、患牙龋坏程度、患牙牙髓根尖周情况等因素决定选择开髓引流术或脓肿切开引流术。

(1)开髓引流术:急性根尖周炎的急症治疗方法是打开髓腔,彻底清理根管系统内感染的牙髓,通畅根尖孔,使根尖周炎症的渗出物通过根管得以引流,缓解疼痛。

(2)脓肿切开引流术:当患牙根尖区及颌面部明显肿胀,伴有间隙感染,局部可扪及脓肿的波动感,全身感染症状严重者,需及时切开脓肿,建立引流。

(3)抗感染治疗:术后应给予口服抗生素;对于发生急性根尖周炎伴有间隙感染的病例,必要时应静脉点滴或肌内注射抗生素并给予全身抗感染治疗和营养支持,严重间隙感染或出现并发症者,应及时请口腔外科医师会诊共同处理,必要时收入院密切观察。

第三节　年轻恒牙急性牙髓炎

【概述】

年轻恒牙急性牙髓炎(acute pulpitis of immature permanent teeth)多数是

由龋病引起的,但牙齿结构异常、牙齿外伤也可引发,少部分为医源性因素。年轻恒牙的牙根未完全形成,其牙髓状态的判断方法与乳牙十分相似,也主要依靠病史、临床检查及 X 线检查。

【临床表现】

1. 典型疼痛症状　患侧阵发性自发痛,有放射痛,夜间疼痛明显且频繁,患儿往往不能明确患牙部位,冷热刺激可引发疼痛。

2. 患牙可见近髓深龋洞,部分病例可探查到露髓孔,探诊疼痛或无感觉。应注意检查潜行性龋和隐匿性龋,牙齿结构异常及牙齿外伤。

3. 叩痛(±)或(+),一般无明显松动。

4. 牙髓温度测试敏感或疼痛。

5. X 线片检查显示龋洞近髓腔,牙根未发育完成,根尖孔开敞,根尖周无病变。

【诊断要点及鉴别诊断】

1. 诊断要点　典型的疼痛症状,患牙龋坏、结构异常或牙外伤,明显叩痛,松动度增加,影像学检查。

2. 鉴别诊断

（1）年轻恒牙深龋(deep caries of immature permanent teeth):无症状,或有冷热疼痛和食物嵌塞痛,但无自发痛病史;叩痛(-),无异常松动度,冷热测正常;X 线片检查龋坏深度未及髓腔,牙根未发育完成,无根尖周病变。

（2）年轻恒牙可复性牙髓炎(reversible pulpitis of immature permanent teeth):患牙无自发疼痛史,仅有一过性刺激性疼痛;叩痛(-),无异常松动度,冷热测一过性敏感;X 线片检查龋洞近髓,牙根未发育完成,无根尖病变;去净腐质后,未探及露髓孔。

【治疗原则与方案】

1. 治疗原则　尽量保存活髓组织,以保证牙根继续发育和生理性根尖孔的形成;如不能保存全部活髓,也应保存根部活髓;如不能保存根部活髓,也应保存牙齿。年轻恒牙禁用牙髓失活术。

2. 治疗方案　开髓引流术、活髓切断术、牙髓摘除术、根尖诱导成形术或牙髓血运重建术。

3. 应急处理　根据患儿的合作程度、患牙龋坏程度、患牙牙髓情况选择开髓引流术、活髓切断术或牙髓摘除术。

4. 患儿能够配合的情况下,首选活髓切断术或牙髓摘除术。

5. 患儿不能配合的情况下,进行开髓引流术。

第四节　年轻恒牙急性根尖周炎

【概述】

年轻恒牙根尖周炎（periapical periodontitis of immature permanent teeth）多由牙髓炎症或牙髓坏死发展而来。若病原刺激性强,机体抵抗力弱,局部引流不畅,则可能发展为急性根尖周炎;若病原刺激作用弱,机体抵抗力增强,炎性渗出物得到引流,急性炎症又可转为慢性炎症。此外,畸形中央尖折断和牙外伤也是导致牙髓感染的常见病因。

【临床表现】

1. 病史特点　疼痛性质为持续性自发痛,牙齿有浮起感、跳痛,不敢咬合,夜间疼痛明显,患儿一般能明确指出患牙部位。病史中可有牙髓炎疼痛症状。

2. 患牙龋洞较深,部分病例可探查到露髓孔,探诊疼痛或无感觉,可有牙齿结构异常和牙外伤。

3. 叩痛（++~+++）,无明显松动,可达（Ⅱ~Ⅲ度）,牙髓温度测试迟钝或无反应。

4. 牙龈肿胀或出现瘘管是根尖周围组织存在炎症的诊断性指标。

5. X线片检查显示龋洞累及髓腔,牙根未发育完成,根尖孔开敞,急性根尖周炎时根尖周膜增宽,慢性根尖周炎急性发作时根尖周出现透影区,可能伴有病理性根吸收。

6. 可伴有面部肿胀,引流区淋巴结肿大、压痛;有时会出现全身症状,如体温升高、白细胞计数增多等。

【诊断要点及鉴别诊断】

1. 诊断要点　典型的疼痛症状,患牙龋坏、结构异常或牙外伤,明显叩痛,松动度增加,影像学检查。

2. 鉴别诊断　创伤性根周膜炎（traumatic pereiodotitis）的患牙无自发性持续性疼痛,有外伤或创伤史,检查牙髓温度测试反应基本正常或略敏感,经调𬌗治疗,大部分患牙症状不久后即可消失。

【治疗原则与方案】

1. 治疗原则　尽量保存活髓组织,以保证牙根继续发育和生理性牙本质的形成；若不能保存全部活髓，也应保存根部活髓；若不能保存根部活髓，也应保存牙齿。

2. 治疗方案 根尖周炎时牙髓出现弥漫性感染，适用牙髓摘除术。

3. 应急处理

（1）开髓引流术：打开髓腔，建立引流通道，彻底清理根管系统内感染的牙髓，通畅根尖孔，使根尖周炎症的渗出物通过根管得以引流，缓解疼痛。

（2）脓肿切开引流：当患牙根尖区肿胀，局部可扪及脓肿的波动感时，应及时切开脓肿，建立引流。

（3）抗感染治疗：对于发生急性根尖周炎伴有面部间隙感染的患儿，术后应给予口服抗生素或全身抗感染治疗，要全面观察患者的全身反应情况，还应观察并记录脓肿的范围和面部肿胀的范围。必须告知家长，病情加重时应立即复诊，必要时收入院密切观察。

第五节 手-足-口病

【概述】

手-足-口病（hand-foot-mouth disease）由柯萨奇病毒 A16、肠道病毒 EV71 等多种病毒引起的一种急性传染病，患者口咽部分泌物及唾液中的病毒可通过空气飞沫传播，或唾液、粪便污染手和用具，接触或饮用被污染的水源也可致病。

【临床表现】

1. 夏秋季最流行，群体发病，3 岁以下的幼儿是最主要罹患者，病程为 5~10 天，一般可自愈，预后良好。

2. 潜伏期为 3~4 天，常有 1~2 天的持续性低热、困倦、淋巴结肿大，或有上呼吸道感染的症状。

3. 随后手掌、足底及口腔黏膜发生散在水疱、丘疹或斑疹，呈离心性分布，以手、足和口腔黏膜疱疹或破溃后形成溃疡为主要特征。

4. 斑疹四周红晕，无明显压痛，中央有小水疱。

5. 唇、颊、舌、腭等口腔黏膜出现小水疱后迅速变为溃疡，口腔损害较皮肤严重，患儿常有流涎、拒食、烦躁等症状。

6. 发病初期（1~3 天）采咽拭子、疱液或粪便标本可分离出病毒，疱液中分离病毒诊断最为准确。

【诊断要点及鉴别诊断】

1. 诊断要点 病史特点,典型的临床表现,实验室检查作为辅助。

2. 鉴别诊断

(1)水痘(chickenpox):由水痘-带状疱疹病毒引起,皮疹最密集的部位是前后胸、腹背等部位。

(2)急性疱疹性龈口炎(acute herpetic gingivostomatitis):Ⅰ型单纯疱疹病毒引起,常有与疱疹患者接触史,口腔病损以牙龈和腭部最为常见,表现为成簇分布的小水疱或水疱破溃后形成的糜烂面,也可累及唇、舌黏膜;无手、足病损。

(3)疱疹性咽峡炎(herpangina):由柯萨奇病毒 A4 型引起,口腔病损主要发生在软腭、咽旁,无手、足病损。

【治疗原则与方案】

1. 治疗原则 局部对症治疗,缓解疼痛,注意观察全身状况,如有神情淡漠、头痛、呕吐等症状,应警惕并发症(心肌炎、脑膜炎)的发生,建议转入儿科住院治疗。

2. 治疗方案

(1)局部涂布溃疡糊剂,可用淡盐水或 0.1% 氯己定液清洁口腔。

(2)口服维生素 B_1、维生素 B_2、维生素 C。

(3)抗病毒治疗。

(4)全身支持:注意患儿休息和护理,给予稀粥、米汤、豆奶及适量冷饮。

3. 应急处理

(1)局部涂布溃疡糊剂,注意清洁口腔。

(2)对全身症状较重,怀疑有全身播散性病毒感染或继发性细菌感染的患儿,应建议至儿科就诊。

第六节 婴幼儿创伤性溃疡

创伤性溃疡是由物理性、机械性或化学性刺激引起的病因明确的黏膜病损,婴幼儿创伤性溃疡多由于局部机械刺激与不良习惯所致。

一、李 - 弗病

【概述】

发生于儿童舌腹的创伤性溃疡称为李 - 弗病（Riga-Fede disease）。主要由两种情况所致：一是新萌出的下颌乳中切牙的锐利切缘不断与舌系带摩擦而发生的溃疡；另一个原因是舌系带过短，且偏近舌尖，或下颌乳中切牙萌出过早，即使正常的吮吸动作也可发生此病。

【临床表现】

1. 病损位于舌系带中央的两侧，类似希腊字母"φ"形，左右对称。

2. 起始为局部黏膜充血、糜烂，随后形成溃疡。

3. 病程长的可形成肉芽肿，甚至发展为质硬、颜色苍白的纤维瘤，影响舌体活动。

【诊断】

新萌出的切缘锐利的乳牙或过短的舌系带等损伤因素；舌系带病损形态等典型临床表现或与损伤因素相吻合的病损部位、形态和特征；去除损伤因素后病损均能迅速好转和愈合。

【治疗原则与方案】

1. 治疗原则　去除病因；局部对症治疗。

2. 治疗方案　调磨下颌乳中切牙；改变喂养方式，尽量减少吸吮动作；对舌系带过短的患儿，在溃疡愈合后应做舌系带修整术。

3. 应急处理　若新萌出的下颌乳中切牙的锐利切缘，可调磨下颌乳中切牙。

二、贝氏口疮

【概述】

婴儿上腭黏膜较薄，常因吸吮拇指、橡胶乳头或玩具等摩擦，或在护理婴儿口腔时用纱布擦洗不当，造成上腭黏膜溃疡称为贝氏口疮（Bednar's aphthae）。

【临床表现】

上腭翼钩处的表浅溃疡，呈圆形或椭圆形，左右对称。

【诊断】

患儿不良的吮吸习惯，及上腭典型与损伤因素相吻合的病损部位、形态和特征；去除损伤因素后病损均能迅速好转和愈合。

【治疗原则与方案】

1. 明确病史，去除刺激因素。

2. 局部涂布消毒防腐类药物，促进病损愈合。

三、创伤性溃疡

【概述】

乳牙残冠、残根以及慢性根尖周炎而根尖外露等刺激，持续损伤相对应的黏膜，形成局部溃疡，称为创伤性溃疡（traumatic ulcer）；或在口腔注射局部麻醉药物后，患儿用牙咬麻木部位的黏膜造成损伤，形成糜烂、溃疡；或儿童不良习惯如咬舌、唇、颊等软硬组织，或以手指、异物刺激上述组织引起自伤性溃疡。

【临床表现】

1. 早期损害色鲜红，糜烂状，逐渐发展成溃疡，且有渗出液，周围显示程度不等的红晕。

2. 陈旧性损害呈紫红或暗红色，中央凹陷，溃疡底部可有灰白色或黄白色沫状物。

3. 长期未治疗者，边缘呈不均匀隆起，基底稍硬。

【诊断】

典型的局部刺激因素或有局部麻醉史，损害形态多与创伤因子契合的临床表现，去除损伤因素后病损均能迅速好转和愈合。

【治疗原则与方案】

1. 治疗原则　缓解疼痛，去除局部刺激因素，局部应用消毒、抗感染药物。

2. 治疗方案　拔除患牙，局部用药。

3. 应急处理

（1）由儿童乳牙残冠、残根以及慢性根尖周炎引起者，应及时拔除患牙；对需要应用局部麻醉进行治疗的患儿，应在治疗后向家长及患儿交待勿在麻木感未消失前进食，勿咬麻木侧的黏膜。

（2）如局部麻药注射后的咬伤，应局部应用消炎、抗感染药物，注意保持口腔清洁，避免溃疡的进一步扩大和感染。

第七节 儿童疱疹性龈口炎

【概述】

疱疹性龈口炎（herpetic gingivostomatitis）系单纯疱疹病毒感染引起的急性感染性炎症，多发于 6 岁前的儿童，特别是在出生后 6 个月至 3 岁的婴幼儿更为多见。单纯疱疹病毒分为 I 型和 II 型（HSV-I 和 HSV-II），口腔周围与颜面部皮肤等部位的疱疹主要是由单纯性疱疹病毒 I 型（HSV-I）感染所致，可通过接触或呼吸道传染；II 型感染主要引起生殖器、子宫颈及其邻近部位的皮肤的疱疹，有时在口腔中也可分离出 II 型病毒。

【临床表现】

1. 儿童发病多急症，常有疱疹接触史，潜伏期为 4~7 天。

2. 口腔表现 牙龈及腭黏膜较常见，也可发生于口腔其他部位黏膜。初期为部分黏膜充血、水肿、平伏而不隆起和界限清楚的红斑；随后在红斑基础上出现针头大小或直径约为 2mm 数量不等的成簇分布的圆形小水疱，水疱破裂形成糜烂面，愈合后不留瘢痕。儿童患儿常伴有急性龈炎，舌苔明显。

3. 皮肤损害 唇、口角、鼻、颏等区域发生可出现瘙痒、灼热与肿胀感，进而形成水疱，疱壁可结成黄色痂皮，痂皮脱落后可留有暂时性浅黑色素沉着，无继发性感染者不会留有瘢痕。

4. 全身症状 出现唾液增多而流涎，拒食、烦躁不安、发热，且有时发生高热，下颌下淋巴结肿大、牙痛、咽喉部轻度疼痛等前驱症状。全身症状往往在出现口腔损害后逐渐消退。

【诊断要点及鉴别诊断】

1. 诊断要点

（1）充血的口腔黏膜上出现数目众多、成簇分布的水疱或糜烂面。

（2）累及牙龈时，牙龈充血、肿胀、易出血。

（3）患儿哭闹、拒食、流涎。

2. 鉴别诊断

（1）疱疹性咽峡炎（herpangina）：疱疹性咽峡炎为柯萨奇病毒 A4 引起的口腔疱疹损害，前驱症状和全身症状较轻，病损的分布只限于口腔后部，如发生在软腭、悬雍垂、扁桃体等口咽部,初为丛集或成簇的小水疱,破裂后形成溃疡,牙龈不受损伤,病程大约 1 周。

（2）手 - 足 - 口病（hand-foot-mouth disease）：见"第五节　手 - 足 - 口病"。

【治疗原则与方案】

1. 治疗原则　单纯疱疹病毒感染具有自限性,病程约为 10~14 天。复发性患者及症状较轻的原发性患者,以局部用药为主,症状较重的原发性患者,可配合全身用药。

2. 治疗方案

（1）局部治疗：消炎防腐止痛剂涂布或撒敷,年龄较大的儿童尚可用含漱法。皮肤损害的治疗以保持洁净、防止感染、促使干燥结痂为主。若疱疹已破裂,且范围比较广泛时应采用湿敷。

（2）全身治疗：抗病毒治疗,积极对症治疗,如体温升高者给退热剂。保证患儿充分休息及营养,保持电解质平衡,补充维生素 B、维生素 C 等,补充营养,防止继发感染。

（3）预防：隔离患儿,暴晒衣服被褥,消毒食具、玩具,房间经良好通风换气后用陈醋蒸熏,以及集体口服板蓝根汤。

3. 应急处理　对全身症状较重,怀疑有全身播散性病毒感染或继发性细菌感染的患儿,应建议其至儿科就诊。

第八节　乳 牙 外 伤

【概述】

儿童处于牙、颌生长发育中,乳牙的解剖和生理特点有其特点,其牙颌外伤的诊治与成人相比具有其特殊性。

【治疗原则】

乳牙外伤总体治疗原则为,应使乳牙外伤对继替恒牙生长发育的影响降到最低。乳牙牙齿外伤发生在低龄儿童,其损伤和预后与患儿年龄密切相关,在处理乳牙外伤时,应考虑乳牙牙根与继承恒牙牙胚间关系的密切程度、距替牙时间及患儿配合程度等因素。

一、乳牙牙齿折断

1. 乳牙简单冠折 (simple crown fracture of deciduous teeth)

【诊断要点】

（1）乳牙冠折无露髓，无松动或 I 度以内松动。

（2）在患儿能配合的情况下应拍 X 线片，以排除其他损伤。

【应急处理】

（1）调磨法：适用于缺损小，无明显临床症状，存在尖锐边缘的患牙。

（2）复合树脂修复：适用于大面积牙本质缺损者，对于近髓的患牙要先行氢氧化钙制剂间接盖髓，再行树脂充填修复，后期可行前牙树脂冠套修复。

（3）玻璃离子水门汀覆盖牙本质断面：适用于大面积牙本质缺损，但患儿不合作或材料有限者。

2. 乳牙复杂冠折 (complex crown fracture of deciduous teeth)

【诊断要点】

（1）乳牙冠折露髓，可伴有松动，但无根折和脱位。

（2）应尽可能行 X 线片检查，以排除其他损伤。

【应急处理】

（1）直接盖髓术：露髓时间 <2 小时，露髓孔 <1mm 者，局部麻醉下行次氯酸钠 + 生理盐水清洗，止血后行氢氧化钙制剂或 MTA 直接盖髓术，玻璃离子水门汀覆盖牙本质断面，后期行牙体缺损修复。

（2）活髓切断术：外伤露髓时间 >2 小时，但 <24 小时，局麻下行冠髓切断术，次氯酸钠 + 生理盐水清洗，止血后氢氧化钙制剂或 MTA 覆盖断面，玻璃离子水门汀封闭牙本质，后期行牙体缺损修复。

（3）牙髓摘除术：牙冠缺损大不易直接修复者，或外伤露髓时间 ≥24 小时者，局麻下牙髓摘除术，保留剩余牙体组织，后期行牙体缺损修复。

3. 乳牙冠根折 (crown-root fracture of deciduous teeth)

【诊断要点】

（1）乳牙牙体组织折断，包括釉质、牙本质及牙骨质，如未累及牙髓即为简单冠根折，累及牙髓为复杂冠根折。

（2）因受外力较大，一般应摄 X 线片排除其他损伤。有必要时可更换投照角度或辅以 CBCT 检查协助诊断。

【应急处理】

（1）牙髓摘除术：患儿合作，断端位于牙槽嵴顶冠方，能止血者。

（2）乳牙拔除术：断端位于牙槽嵴顶根方，无法保留者。

4. 乳牙根折（root fracture of deciduous teeth）

【诊断要点】

（1）乳牙根折常发生在根中或根尖 1/3。根尖 1/3 折断时，外伤牙只有轻微松动；根中部或更浅的折断时，冠方牙体松动度较大。

（2）X 线片多数可见根折线，同时用于排除其他损伤。

【应急处理】

（1）观察：根尖 1/3 折断，确认诊断后交待家长让患儿避免使用患牙咬合2~3 周，而不做其他处理，根尖部断端常被生理性吸收。

（2）拔除术：根中部折断时，如果冠方牙齿明显松动，应拔除冠部断端，根部断片可被生理性吸收或继替恒牙萌出时将残片推出。

（3）复位固定术：患儿合作，冠部断端无严重移位者。

二、乳牙脱位性损伤和全脱出

1. 乳牙牙齿震荡和亚脱位（concussion and subluxation of deciduous teeth）

【诊断要点】

乳牙未移位或移位轻微不形成咬合干扰，必要时可拍摄 X 线片排除其他损伤。

【应急处理】

观察：这两类外伤常不做临床处理，应嘱患儿进软食、免咬坚硬物 2 周。同时注意维护口腔卫生。

2. 乳牙侧方移位和半脱出（lateral dislocation and semiluxation of deciduous teeth）

【诊断要点】

外伤牙明显错位、松动，牙龈可伴有撕裂、龈沟出血。X 线片可明确错位情况、牙根和周围骨质情况。

【应急处理】

（1）拔除术：牙齿松动度明显，可达（Ⅱ～Ⅲ度），移位严重者；未能及时就诊，牙槽窝内血凝块已经开始机化而不能复位者。

（2）复位固定术：就诊及时且牙齿移位不严重，X 线片显示未损伤恒牙胚者,牙齿可复位者。

3. 乳牙挫入（intrusion of deciduous teeth）

【诊断要点】

牙齿轴向移位陷入牙槽窝,无动度;X线片可协助诊断,挫入严重的牙在X线片上可在牙槽骨内看到患牙。

【应急处理】

是否保留挫入乳牙取决于挫入程度、方向和牙根与恒牙胚的关系。

（1）观察,待其自然萌出:乳牙牙冠挫入 1/2 以内,影像学检查显示没有伤及恒牙胚,可观察其再萌出,但应密切观察牙髓转归并充分告知家长。

（2）乳牙拔除术:乳牙严重挫入,特别是乳牙冠向唇侧移位、根向腭侧移位,X线片发现乳牙牙根与恒牙胚大量重叠者。

4. 乳牙全脱出（complete luxation of deciduous teeth）

【诊断要点】

乳牙从牙槽窝中完全脱出,X线片显示牙槽窝空虚。

【应急处理】

乳牙全脱出后一般不宜再植,注意牙槽窝止血。

第九节　年轻恒牙外伤

【概述】

发生年龄为青少年期,少年儿童处于牙、颌生长发育中,年轻恒牙的解剖和生理特点有其特点,其牙颌外伤的诊治与成人相比具有其特殊性。

【治疗原则】

年轻恒牙外伤总的处置原则为:尽可能使年轻恒牙外伤对后续牙列替换和颌骨的生长发育的影响降到最低,尽可能保存年轻恒牙的健康。年轻恒牙外伤应尽可能地恢复牙体的三维外形和正常解剖位置,保存和恢复牙周组织健康,保留健康牙髓,以促进牙根的继续发育。同时也要考虑创伤和治疗干预对邻近恒牙胚的影响,尽量减小对牙胚的影响。

一、釉质裂纹

【诊断】

牙冠仅有釉质裂纹（enamel infraction），没有缺损，单纯发生釉质裂纹可没有不适症状。

【应急处理】

1. 复合树脂覆盖　为防止细菌侵入裂隙刺激牙本质，或色素顺着裂纹渗透，可用复合树脂覆盖裂纹处。

2. 当釉质裂纹合并牙髓 - 牙周组织损伤时，其出现牙髓坏死的风险性增加，要告知家长或监护人，并密切追踪观察。

二、釉质折断

【诊断】

釉质折断（enamel fracture）多发生在切角或切缘，牙本质未暴露，有时可见锐利边缘。一般无自觉症状。临床检查时除了拍摄 X 线片，还应借助强光注意观察折断釉质周围有无裂纹。

【应急处理】

1. 调磨锐缘　对于仅有少许釉质缺损不太影响美观的牙齿，可少许调磨断端至光滑无异物感即可。

2. 复合树脂美容修复　缺损较大影响美观者。

三、釉质 - 牙本质折

【诊断】

釉质 - 牙本质折（enamel-dentin fracture）诊断要点如下：

1. 缺损仅累及釉质和牙本质，釉质折断牙本质暴露或釉、牙本质同时折断。

2. 常出现冷热刺激痛，其疼痛程度与牙本质暴露的面积和牙齿发育程度有关。

3. 拍摄 X 线片，确认未合并牙髓、牙根或牙周的损伤。

【应急处理】

当牙本质暴露时，无论牙本质外露面积多少，都应该封闭牙本质断面，再进行牙体外形修复。

1. 断冠树脂粘接术　断端保存完整者。

2. 前牙美容修复　断端丢失或不完整者。对于近髓的断端,应先采用氢氧化钙制剂间接盖髓,再行复合树脂美容修复;若条件有限者,可先采用玻璃离子水门汀覆盖断面。

四、冠折露髓

【诊断】

冠折露髓(crown fracture with pulp exposure)为外伤致冠折牙髓外露,明显的冷热刺激痛,可有明显的触痛,患儿不敢用舌舔牙齿,也可因冷热刺激痛,影响进食。

【应急处理】

1. 直接盖髓术　露髓孔不大(1mm 以内)且外伤时间短(1~2 小时)者。

2. 活髓切断术　外伤时间大于 2 小时者,暴露的牙髓组织有感染,可行部分冠髓切断术、冠髓切断术或根髓切断术,治疗中应尽可能多地保存活的根髓和(或)根尖牙乳头,促使牙根能够继续发育。

五、简单冠根折

【诊断】

简单冠根折(simple crown-root fracture)为牙冠向单侧斜行的釉质 - 牙本质 - 牙骨质折断,达到根部的一侧,波及釉质、牙本质、牙骨质和牙周组织,但不涉及牙髓。断端常在舌侧龈下 2~3mm,也可在近中或远中侧,唇侧少见。折片活动,咀嚼或触碰时有疼痛感觉,可伴有牙龈撕裂、龈沟溢血。

【应急处理】

1. 断冠粘接术　断冠保存完整,断端常在龈下 1~2mm 以内,若断端近髓应先行氢氧化钙制剂间接盖髓。

2. 复合树脂修复　断端保存不完整,断端常在龈下 1~2mm 以内,若断端近髓应先行氢氧化钙制剂间接盖髓。

六、复杂冠根折

【诊断】

复杂冠根折(complex crown-root fracture)系外伤累及牙髓的釉质 - 牙本质 - 牙骨质联合折断,可分为横折和纵劈两种情况,横折多见。牙冠活动时,因刺激牙髓和牙龈产生疼痛和出血。冠根折断线多为斜线,位于龈下的折线 X 线片往往显示不清楚,需多角度投照或 CBCT 并结合临床症状进行诊断。

【应急处理】

1. 拍摄 X 线片,评估残留牙根状况,并决定可否行永久修复。必要时可联合口腔修复科、口腔正畸科、牙周病科、口腔颌面外科等相关专业的医师会诊,确定患牙的治疗方案。

2. 对需要保留的牙齿尽可能地保存活髓,待牙根发育完成后再根据牙根长度和根尖孔情况决定永久性修复的时间和方式。后期可选择桩冠修复、正畸牵引或外科牵引等方法进行修复。

3. 对于余留牙根过短,而不能用于永久修复者,根据儿童生长发育情况、受伤情况决定是否拔除、拔除时间和相应的间隙保持措施。

七、根折

【诊断】

牙根折断多见于年龄较大儿童、牙根基本发育完成的牙齿。按根折(root fracture)部位临床上分为根尖 1/3、根中 1/3 和近冠 1/3 三种情况。主要症状可有牙齿松动、咬合痛和叩痛,有时可见牙冠稍伸长,伴咬合创伤。症状轻重与折断部位有关,越近冠方的根折,症状越明显。X 线影像学检查是诊断根折的主要依据,可行 CBCT 或多角度拍摄根尖片,确定根折部位及折线方向。

【处置】

原则上,应复位并固定患牙,同时注意消除咬合创伤,关注牙髓状态及牙根继续发育情况。

1. 拔除,择期行义齿修复　近冠 1/3 根折预后很差,如残留牙根长度和强度不足以支持桩冠修复者。

2. 复位固定术　根中 1/3 根折者,或根尖 1/3 根折,牙冠有松动者。

八、牙震荡和亚脱位

【诊断】

牙震荡(concussion)是单纯牙齿支持组织损伤,患者自觉牙齿酸痛,上下颌牙咬合时有不适感,临床检查时牙齿无异常松动或移位,只有叩痛或不适,X 线片显示根尖周无异常。亚脱位(subluxation)亦是牙周支持组织损伤,患者自觉牙齿松动,上下颌牙咬合时可有痛感,临床检查时牙齿有明显松动,但没有牙齿位置改变,可有叩痛、龈沟渗血,X线片显示根尖周无异常或牙周间隙稍增宽。

【应急处理】

1. 调𬌗观察 有咬合创伤,但无牙齿松动。

2. 复位固定术 外伤牙松动明显者。

九、半脱出和侧方移位

【诊断】

半脱出(semiluxation)时牙齿部分脱出牙槽窝,明显伸长;侧方移位(lateral dislocation)时牙齿发生唇舌向或近远中向位移。这两种损伤常伴牙齿的明显松动和叩痛、龈沟溢血或牙龈淤血。治疗前应拍摄X线片,排除其他损伤。

【应急处理】

复位固定术:及时复位并固定牙齿,同时消除咬合创伤,严密观察牙髓状态的转归。复位应在局部麻醉下进行,手法应轻柔,避免对牙周膜和牙槽窝的二次损伤,复位时要注意顺序,首先应解除唇腭侧根尖锁结,然后向根方复位。2~4周拆除固定装置,并定期复查。

十、挫入

【诊断】

挫入(intrusion)为牙齿沿轴向移位到牙槽骨内;牙齿无松动,叩诊可及金属音;X线检查牙周膜间隙部分或全部消失。

【应急处理】

1. 观察,待其自然萌出 挫入<7mm的年轻恒牙,为了避免对牙周膜和根尖-牙髓血管的再次损伤,不宜将挫入牙拉出复位,一般可观察2~3周,让其再萌出。

2. 即刻外科复位,弹性固定 大于7mm的严重挫入的年轻恒牙。

十一、全脱出

【诊断】

全脱出(complete luxation)未自行复位者,可见口内牙缺失,牙槽窝见凝血块或活动性出血,X线检查见牙槽窝空虚,患者携带脱出的外伤牙。全脱出后自行复位者,可见牙齿位于牙槽窝内(常因疼痛而不能完全复位),松动明显,龈缘渗血;影像学检查可见牙周膜间隙明显增宽、牙槽骨骨折等。

【应急处理】

年轻恒牙脱出者,应尽可能行牙再植,然后行弹性固定;急诊条件下,可用釉质粘接材料暂时固定,如外伤牙的邻牙还未萌出或松动甚至脱落,也可在局麻下用缝线从腭侧穿龈经过患牙切缘,与唇侧牙龈缝合固定。转到门诊后再行其他方法固定。

（张　琼）

第二章

牙体牙髓疾病急诊诊疗常规

第一节 恒 牙 外 伤

恒牙外伤系恒牙受外力作用折断或脱离牙槽窝的一组疾病,其病因可为外伤导致的直接撞击或者在咀嚼时咬到砂石、碎骨等硬物,部分可由于邻牙拔牙过程中器械使用不当所导致。

一、冠折

【概述】

冠折(crown fracture)为牙外伤后牙体硬组织发生缺损,简单冠折仅釉质受损或者釉质和牙本质同时受损,复杂冠折不仅累及釉质和牙本质,同时伴有牙髓暴露。

【临床表现】

1. 症状 可见牙体硬组织缺损。仅釉质受损者,无不适或者感觉牙面粗糙;累及牙本质者,折断部位对机械刺激和冷热敏感;若有牙髓暴露,敏感程度增加。

2. 检查

(1)视诊:可查及不同程度的牙体缺损;累及牙本质深层的,有时可见近髓处透红;复杂冠折可见穿髓孔。

(2)探诊:仅釉质受损的,探诊无不适;累及牙本质的,牙本质层可有探诊敏感;若已确认穿髓且牙髓呈鲜红色,勿探诊牙髓。

(3)叩诊:叩诊阴性;若有叩痛,考虑牙周膜损伤或者根折;患牙无明显松动。

（4）温度敏感试验及牙髓电测试阳性。

（5）辅助检查：X线片可见不同深度的牙体缺损，同时可用于排除根折。软组织开放性伤口中若怀疑有牙折片，可拍X线片确认。

【诊断要点】

1. 牙体有不同程度的实质缺损。

2. 根据是否露髓以区分简单与复杂冠折。

3. X线片排除根折。

【治疗原则及方案】

1. 治疗原则 简单冠折的治疗应遵循保护牙髓、恢复牙冠外形及保存患牙的原则；对于复杂冠折，牙根发育未完成的患牙应尽量保存根方牙髓，以促进根尖孔发育完成；根尖孔闭合的患牙应完成根管治疗后恢复牙冠外形。

2. 应急处理

（1）简单冠折，若断冠可用，可直接粘接；断冠不可用时，采用复合树脂充填。对于敏感严重或近髓者，间接盖髓后暂时用玻璃离子暂时封闭断端，待足够的修复性牙本质形成后（6~8周），再用树脂恢复牙冠外形。

（2）复杂冠折，若牙髓已暴露，根尖孔未闭者根据牙髓暴露的多少和污染程度行活髓切断术，以氢氧化钙或者MTA覆盖牙髓断面后，恢复牙冠外形；根尖孔闭合的恒牙，若患者要求且污染程度轻，可尝试行活髓切断术，否则直接行根管治疗。

（3）温度测试敏感者2~4周内避免冷热刺激，复合树脂修复外形者避免用患牙啃咬硬物。

二、冠根折

【概述】

冠根折（crown-root fracture）为牙外伤后牙冠和牙根发生缺损，折裂线累及釉质、牙本质及牙骨质。简单冠根折牙髓未暴露，复杂冠根折伴有牙髓暴露。

【临床表现】

1. 症状 主要症状是牙冠折断或异常松动，对机械刺激和冷热敏感。

2. 检查

（1）视诊：牙冠部折断，折断部分可脱离牙根，暴露断面；或与牙周组织相连，异常松动；可查见牙折线由牙冠部延伸至龈下，牙龈可有渗血。

（2）探诊：牙颈部可探及牙折线累及牙根面。

（3）叩诊：叩诊阳性。

（4）温度敏感试验及牙髓电测试阳性。

（5）辅助检查：通过多角度投照 X 线片可确定折断情况，推荐拍摄 1 张咬合片和近远中向根尖片各 1 张。软组织开放性伤口中若怀疑有牙折片，可拍 X 线片确认。

【诊断要点】

1. 同时累及牙冠以及牙根部牙体实质缺损。

2. 根据是否露髓区分简单与复杂冠根折。

【治疗原则及方案】

1. 治疗原则　冠根折患牙治疗方案的确定依赖于对根方断端深度、牙髓暴露情况及咬合关系等情况的综合评估。治疗中应遵循尽量保存患牙的原则，在永久修复之前，需通过正畸牵引或牙冠延长术来暴露断根的边缘。急诊处理中若无法充分评估整体情况，应先按照保存患牙的目标处理急症。

2. 应急处理

（1）简单冠根折，局麻下去除折片后，冲洗、吹干断面，用玻璃离子间接盖髓，择期完善检查，制订治疗计划。

（2）复杂冠根折，局麻下去除折片。若根孔未闭，行活髓切断术保存牙髓；若露髓，根尖发育完全，拔髓封药后行根管治疗，并择期完善检查，制订治疗计划。

（3）诊断明确的严重冠根纵折患牙可拔除。

（4）进食软食 1 周；餐后使用软毛牙刷刷牙，保持良好口腔卫生；使用0.12% 氯己定液含漱 2 周，每日 2 次。

三、根折

【概述】

根折（root fracture）为牙外伤后牙根折断，折裂线位于牙根部，可以定位于根尖、根中、或牙颈部 1/3。

【临床表现】

1. 症状　主要症状是外伤后牙变长、松动、移位或者咬合疼痛。

2. 检查

（1）视诊：患牙牙冠松动或变长、移位，可有龈沟内渗血。

（2）叩诊：叩诊阳性。

（3）敏感试验及牙髓活力测试由于牙髓暂时性的损伤,初诊可能为阴性。

（4）辅助检查:X线片多数可见根部水平或斜行折线,CBCT可精确评估根折位置和方向。

【诊断要点】

1. 患牙冠松动或变长、移位。

2. 影像学检查可见根部折断线。

【治疗原则及方案】

1. 治疗原则　根折的治疗应遵循尽量保存患牙的原则。

2. 应急处理

（1）根折局限于牙槽骨内时有可能自行修复,局麻下用生理盐水冲洗暴露的根面后,尽早复位冠部,通过影像学检查确认正确复位后,弹性夹板固定4周。若根折位于牙颈部1/3,需固定4个月。

（2）根折线与龈沟相通时,无法出现自行修复,局麻下拔除牙冠。剩余牙根急诊处理时可拔髓封药,待后期评估是否具备桩核冠修复条件。

（3）进食软食1周;餐后使用软毛牙刷刷牙,保持良好口腔卫生;使用0.12%氯己定液含漱2周,每日2次。

四、牙震荡

【概述】

牙震荡（concussion）为牙外伤后牙周膜的轻度损伤。

【临床表现】

1. 症状　主要症状是外伤后患牙咬合不适或疼痛。

2. 检查

（1）视诊:患牙牙体无明显折裂,无松动和移位,一般牙龈无异常。

（2）叩诊:叩诊阳性。

（3）敏感试验及牙髓活力测试反应不一,多数阳性,少数阴性。

（4）辅助检查:X线片见牙齿在牙槽窝正常位置,牙周膜间隙宽度正常。

【诊断要点】

1. 患牙咬合痛及叩痛,无松动和移位。

2. 临床检查和影像学检查排除其他外伤类型。

【治疗原则及方案】

1. 治疗原则　一般无需治疗,患牙应得到充分休息。

2. 应急处理 无需处理,必要时可适当降低咬合以减轻患牙负担。嘱患者进食软食 1 周;餐后使用软毛牙刷刷牙,保持良好口腔卫生;使用 0.12% 氯己定液含漱 2 周,每日 2 次。

五、亚脱位

【概述】

亚脱位(subluxation)为牙外伤后牙齿异常松动,无移位。

【临床表现】

1. 症状 主要症状是外伤后患牙咬合不适或疼痛。

2. 检查

(1)视诊:患牙牙体无明显折裂,异常松动,无移位,龈沟渗血。

(2)叩诊:叩诊阳性。

(3)敏感试验及牙髓活力测试反应可能迟钝或无反应。

(4)辅助检查:X 线片见牙齿在牙槽窝的正常位置,牙周膜间隙正常或稍增宽。

【诊断要点】

1. 患牙咬合痛及叩痛,松动,无移位。

2. 临床检查和影像学检查排除其他外伤类型。

【治疗原则及方案】

1. 治疗原则 轻微松动无需治疗,松动明显者及时固定,患牙充分休息。

2. 应急处理

(1)若轻微松动无需处理;明显松动者予以弹性夹板固定 2 周。检查患牙咬合情况,若咬合疼痛明显,可对患牙或者对颌牙适当调磨。

(2)进食软食 1 周;餐后使用软毛牙刷刷牙,保持良好口腔卫生;使用 0.12% 氯己定液含漱 2 周,每日 2 次。

六、半脱出

【概述】

半脱出(semiluxation)为牙外伤后牙齿沿牙长轴向切端或殆方脱位,但没有脱离牙槽窝。

【临床表现】

1. 症状 主要症状是外伤后患牙伸长、松动,不能咬合,疼痛。

2. 检查

（1）视诊：患牙沿牙长轴方向部分脱出牙槽窝，牙冠伸长，常影响咬合，松动Ⅱ～Ⅲ度，龈沟渗血及牙龈撕裂。

（2）叩诊：叩痛（+~++）。

（3）敏感试验及牙髓活力测试可能迟钝或无反应。

（4）辅助检查：X线片见患牙移位，根尖部牙槽窝空虚，牙周膜间隙增宽。

【诊断要点】

1. 患牙沿牙长轴方向部分脱出牙槽窝。

2. 临床检查和影像学检查排除其他外伤类型。

【治疗原则及方案】

1. 治疗原则　尽量保存患牙，及时复位固定。

2. 应急处理

（1）局麻后，用生理盐水冲洗受损区，将牙齿轻柔复位于牙槽窝，缝合撕裂的牙龈，弹性夹板固定2周。

（2）处理后医嘱：进食软食1周；餐后使用软毛牙刷刷牙，保持良好口腔卫生；使用0.12%氯己定液含漱2周，每日2次。

七、侧方移位

【概述】

侧方移位（lateral dislocation）为牙外伤后牙齿向偏离牙长轴向侧方移动，常伴有牙槽骨骨折和咬合关系紊乱。

【临床表现】

1. 症状　主要症状是外伤后患移位，不能咬合。

2. 检查

（1）视诊：患牙偏离牙长轴，可向除轴向外的任何方向移位；部分牙根外露，常伴牙龈撕裂和出血，重者可伴牙槽骨骨折。

（2）叩诊：叩痛（+），叩诊呈高调金属音。

（3）敏感试验及牙髓活力测试可能迟钝或无反应。

（4）辅助检查：X线片见受压侧牙周膜间隙消失，对侧牙周膜间隙增宽。有时可见牙槽骨骨折线。

【诊断要点】

1. 患牙偏离牙长轴方向移位。

2. 临床检查和影像学检查排除其他外伤类型。

【治疗原则及方案】

1. 治疗原则　尽量保存患牙,及时复位固定。

2. 应急处理

(1)局麻后,生理盐水冲洗受损区,用手术钳将牙齿与牙槽骨锁结分离,将其轻柔复位于原位,缝合撕裂的牙龈,弹性夹板固定 2 周,若移位严重则固定 4 周。

(2)处理后医嘱:进食软食 1 周;餐后使用软毛牙刷刷牙,保持良好口腔卫生;使用 0.12% 氯己定液含漱 2 周,每日 2 次。

八、挫入

【概述】

挫入(intrusion)为牙外伤后牙齿沿牙长轴向根方挫入,牙齿无松动,伴有牙槽骨壁骨折。

【临床表现】

1. 症状　主要症状是外伤后牙齿变短、疼痛。

2. 检查

(1)视诊:患牙临床牙冠变短,切端或𬌗端低于正常或消失;常伴有牙龈出血、淤血和牙槽骨骨折。

(2)叩诊:叩痛(+),叩诊呈高调金属音。

(3)敏感试验及牙髓活力测试大多数无反应。

(4)辅助检查:X 线片见患牙牙周膜间隙部分或全部消失,釉牙骨质界较正常邻牙位置偏近根尖向。若嵌入较深,可考虑拍摄侧位片或者 CBCT 评估患牙是否穿入鼻腔。

【诊断要点】

1. 患牙沿牙长轴方向挫入牙槽骨内。

2. 临床检查和影像学检查排除其他外伤类型。

【治疗原则及方案】

1. 治疗原则　尽量保存患牙,根据患牙发育程度及挫入深度决定治疗方案。

2. 应急处理

(1)牙根未发育完全:7mm 以内的嵌入,无需干预,等待自萌;若未移动,

3周内考虑正畸牵引复位；>7mm 的，3周内手术或正畸复位。

（2）牙根发育完全：3mm 以内且 <17 岁，无需干预，等待自萌；若 2~3 周未移动，在发生骨粘连前考虑手术或正畸牵引复位；3~7mm 的嵌入，3周内手术或正畸牵引复位；>7mm 的嵌入，手术复位，弹性夹板固定 2 周，若移位严重则固定 4 周，缝合撕裂的牙龈。

（3）进食软食 1 周；餐后使用软毛牙刷刷牙，保持良好口腔卫生；使用 0.12% 氯己定液含漱 2 周，每日 2 次。

九、全脱出

【概述】

全脱出（complete luxation）为牙外伤后牙齿完全脱离牙槽窝。

【临床表现】

1. 症状 主要症状是外伤后牙齿完全脱出，牙根完整。

2. 检查

（1）视诊：患牙脱离牙槽窝，牙根完整，被患者保存于不同种类介质中。牙槽窝内血块充盈，常伴牙龈出血和撕裂。部分患者已将患牙再植。

（2）辅助检查：X 线片见牙槽窝内空虚，未见残根。

【诊断要点】

患牙脱离牙槽窝，牙根完整。

【治疗原则及方案】

1. 治疗原则 尽量再植保存患牙，及时复位固定。对于以下几种情况不建议牙再植：①离体时间过长，牙槽窝血凝块已经机化、形成肉芽；②患者年龄过大或患有全身疾病如感染性心内膜炎、骨代谢障碍、免疫力低下者等；③患牙大面积龋坏或根尖病变；牙周情况不佳；④乳牙。

2. 应急处理

（1）根据患者年龄、患牙离体时间及保存方式的不同采取相应处理。表 2-2-1 所示为在不同的临床情况（脱位时间和保存方式）下全脱出的处理方案。

（2）避免参加接触性的运动至少 2 周；进食软食 1 周；餐后使用软毛牙刷刷牙，保持良好口腔卫生；使用 0.12% 氯己定液含漱 2 周，每日 2 次。外伤第 1 周使用抗生素治疗。脱位牙沾染泥土等情况下，应于 24 小时内注射破伤风抗毒素。

表 2-2-1　不同临床情况下全脱出处理方案

处理步骤 ＼ 临床情况	就诊前已再植	患牙合理存储（生理性储存介质或等渗介质中）或干燥储存小于 1 小时	患牙干燥存储时间超过 1 小时
术区清洗	原位保留牙齿,使用无菌水、生理盐水 和 0.12% 氯己定液清洗受损区	使用生理盐水冲洗牙根面及根尖部,根尖孔未闭的患牙采用多西环素 / 米诺环素液浸泡 5 分钟（1mg:20ml 生理盐水）,局麻下用生理盐水冲洗牙槽窝,若存在牙槽骨折,清理骨折片,复位牙槽骨	用纱布及生理盐水仔细去除根面坏死的组织,局麻下用生理盐水冲洗牙槽窝,若存在牙槽骨折,清理骨折片,复位牙槽骨
复位患牙	复位患牙	复位患牙	复位（复位前可在体外完成根管治疗）
软组织处理	若有牙龈撕裂,缝合撕裂的牙龈,尤其是牙颈部	若有牙龈撕裂,缝合撕裂的牙龈,尤其是牙颈部	若有牙龈撕裂,缝合撕裂的牙龈,尤其是牙颈部
影像学检查	影像上确认牙再植的位置是否正常,若未就位可辅助重新就位	影像上确认牙再植的位置是否正常	影像上确认牙再植的位置是否正常
固定	弹性夹板固定 2 周	弹性夹板固定 2 周	弹性夹板固定 2~4 周
牙髓治疗	根尖孔未闭的患牙仅在确认牙髓坏死后行牙髓治疗;根尖孔闭合的患牙在再植后 7~10 天,根管内封氢氧化钙 4 周后充填		再植前或再植后 7~10 天行根管治疗,根管内封氢氧化钙 4 周后充填,根尖孔未闭的患牙需行根尖屏障

第二节　恒牙急性牙髓病及根尖周病

一、急性牙髓炎

【概述】

临床上绝大多数急性牙髓炎（acute pulpitis）多属于龋源性慢性牙髓炎急性发作,也有可能在牙髓受到急性的物理损伤、化学刺激以及感染等情况下产生。

【临床表现】

1. 症状

（1）自发性阵发性疼痛。

（2）夜间痛，或夜间疼痛较白天剧烈。

（3）初期温度刺激加剧疼痛，若牙髓已有化脓或部分坏死，可表现为"热痛冷缓解"。

（4）疼痛不能自行定位，呈放散性或牵涉性，可放射至患牙同侧的上、下颌牙或头、颞、面部。

2. 检查

（1）视诊：可查及可引起牙髓炎的感染路径，如近髓腔的深龋或者其他牙体硬组织疾病，可见牙冠有充填体存在，探及患牙有深牙周袋，查及咬合创伤等。

（2）探诊：常可引起剧烈疼痛，有时可探及微小穿髓孔。

（3）叩诊：牙髓炎症处于早期阶段时，患牙对叩诊无明显不适；处于晚期炎症的患牙，可出现垂直方向的叩诊不适。

（4）温度测试：用冰棒冷测试或者热牙胶热测试，早期炎症的患牙反应极其敏感或表现为激发痛、延迟痛；处于晚期炎症的患牙表现为热测激发痛，冷测缓解。

（5）辅助检查：影像学检查有助于找出或证实患者的病情，尤其是一些位于邻面、牙颈部难以被探及的龋坏。

【诊断要点及鉴别诊断】

1. 诊断要点

（1）典型的疼痛症状。

（2）患牙可找到引起牙髓病变的牙体损害或其他病因。

（3）使用牙髓温度测验帮助定位患牙。

2. 鉴别诊断

（1）龈乳头炎：表现为剧烈的自发性疼痛，疼痛性质为持续性胀痛，偶伴放射痛；对冷热刺激有一过性敏感，一般不会出现激发痛和延迟痛；患者对疼痛多可定位。检查时可发现患者所指示的部位龈乳头有充血肿胀，触痛明显；患处两邻牙间可见食物嵌塞痕迹，也可见邻面龋或不良修复体。

（2）三叉神经痛（trigeminal neuralgia）：发作一般有疼痛"扳机点"，常定位与唇、颊部皮肤或牙龈黏膜,患者每触及该点即诱发疼痛,发作时间短暂,一般为数秒或1~2分钟。三叉神经痛较少在夜间发作,冷热温度刺激不引发疼痛。

(3)急性上颌窦炎(acute maxillary sinusitis):患有急性上颌窦炎时,上颌窦腔内层黏膜的炎症可诱发涉及范围内多个牙齿及面部疼痛。疼痛为持续性胀痛,患侧的上颌前磨牙和磨牙可同时受累,这些牙齿对叩诊敏感,但未查及可引起牙髓炎的牙体硬组织疾患。上颌窦前壁可出现压痛,患者还可能伴有头痛、鼻塞、脓涕等上呼吸道感染的症状,面部胀满感,随躺下或弯腰疼痛加重。

(4)水痘-带状疱疹(chickenpox and shingles):涉及三叉神经第2、第3支的水痘-带状疱疹复发时的前驱症状可表现为发病部位疼痛、烧灼感,也可出现一个或多个牙齿的疼痛,为持续、搏动性痛或间歇性痛。前驱症状持续数周,患者常以急性牙痛就诊,并能指出患牙,但检查中未发现可引起牙髓感染的原因,在皮肤黏膜病损出现时可明确诊断。

(5)心源性牙痛:表现为左臂痛,还可表现为颈部、颌骨和牙齿疼痛,而胸部不适感可有可无。病史询问对其诊断尤为重要,通常疼痛不能用止痛片控制,但能用硝酸甘油控制。口内检查未查及可引起牙髓炎的牙体硬组织疾患,敏感测试不能重现疼痛。怀疑是心源性疼痛时,患者应立即送往综合医院急救。

(6)非典型性牙痛:是指无明显器质性原因的牙痛。在无牙源性疼痛的牙齿或牙槽骨上出现长时间的搏动或烧灼样疼痛。通常可持续数月或更长时间,反复进行牙齿治疗也不能缓解,患者通常有多次牙髓治疗经历。

【治疗原则及方案】

1. 治疗原则　去除病变牙髓,保存患牙。年轻恒牙根尖尚未发育完成,可尽量保存活髓,直到牙根发育完成后,再摘除牙髓。

2. 应急处理　通过全面检查明确诊断后,首要目标是解决主诉,缓解疼痛。

(1)一旦诊断明确,应尽快实施局部麻醉,以缓解患者焦虑情绪和牙齿疼痛,同时为进一步治疗做好准备。

(2)根据患牙条件、患者状态、患者意愿及时间,可选择以下方案:摘除牙髓,根管预备后封药;摘除牙髓后封药;开髓后封失活剂;开髓引流;年轻恒牙可试行牙髓切断术。

二、急性根尖周炎

【概述】

急性根尖周炎（acute periapical periodontitis）是从根尖部牙周膜出现浆液性炎症到根尖周组织形成化脓性炎症的一系列反应过程。多由根管内细菌感染通过根尖孔作用于根尖周组织所致，也可由来自根管的机械、化学刺激引起，少数可由外伤或咬合创伤所致。

【临床表现】

1. 症状

（1）自发性持续性胀痛或跳痛。

（2）患者能准确定位患牙。

（3）咬合时疼痛加重，患者不敢咬合。

（4）随炎症发展疼痛加剧，伴有颌面部肿胀，淋巴结肿大，全身乏力，体温升高等症状。

2. 检查

（1）视诊：可查及感染路径，如近髓腔的深龋或其他牙体硬组织疾病，可见牙冠有充填体存在，探及患牙有深牙周袋，查及咬合创伤等。牙龈可有不同程度红肿，晚期可有脓肿形成。

（2）叩诊：叩痛（++~+++），邻牙可有叩痛不适。

（3）扪诊：根尖位置牙龈有压痛，脓肿形成后期可扪及波动感。

（4）松动：早期阶段，可有轻微松动；晚期炎症的患牙，可有Ⅱ～Ⅲ度松动。

（5）辅助检查：牙髓活力测试一般无反应，但乳牙或者年轻恒牙可有反应。X线片检查，初次发作的急性根尖周炎早期可无明显影像学改变；慢性根尖周炎急性发作可见根尖周骨密度减低影像。

【诊断要点及鉴别诊断】

1. 诊断要点

（1）典型的咬合疼痛症状。

（2）明显的叩痛和根尖位置的扪诊疼痛。

（3）牙髓温度测验结合患者年龄、牙髓病史可做参考。

（4）根据疼痛和牙龈肿胀特点及程度可分辨患牙所处炎症阶段。

2. 鉴别诊断　需与急性牙周脓肿（acute periodontal abscess）鉴别：患牙

一般无牙体疾患,除具有急性脓肿的表现外,还有牙周袋、袋口溢脓、牙松动等牙周炎表现。叩诊疼痛相对较轻,有较长牙周炎病史,脓肿病程较短,脓肿3~4 天可自行破溃。X 线片显示牙槽骨水平或垂直吸收,根尖周骨质无明显破坏,牙髓活力测试有反应。

【治疗原则及方案】

1. 治疗原则　建立引流途径,调𬌗磨改,消炎止痛。控制急症后进行根管治疗;不宜保留的患牙建议拔除。

2. 应急处理　通过全面检查明确诊断后,首要目标是解决主诉,缓解疼痛。

(1)开髓引流:局麻下开通髓腔引流通道,疏通根管,使根尖渗出物及脓液通过根管得到引流,缓解根尖压力,从而缓解疼痛。

(2)骨膜下或黏膜下脓肿应在表面麻醉下切开排脓,以建立更有效的引流途径。

(3)全身用药:对炎症重、全身症状明显者,或抵抗力低下者,可给予口服或者静脉注射抗生素,一般联合使用广谱抗生素和抗厌氧菌类药物。

(徐　欣　张　敏)

第三章

牙周疾病急诊诊疗常规

第一节　急性牙周脓肿

【概述】

急性牙周脓肿（acute periodontal abscess）系牙周组织的局限性化脓性炎症，通常见于未经治疗并伴有较深牙周袋的牙周炎患者。急性牙周脓肿常因先前存在的牙周袋炎症急性加重而起病，常见于迂回曲折的复杂型深牙周袋，特别是累及根分叉区时，脓性渗出物不能顺利引流。不彻底的洁治或刮治时将牙石碎片推入牙周袋深部组织也是常见的发病因素。此外，根折、异物刺入等也可引起急性牙周脓肿。

【临床表现】

1. 发病突然，好发于磨牙，尤其是根分叉病变处，在患牙的唇颊侧或舌腭侧牙龈见椭圆形或半球状的肿胀突起，牙龈发红、水肿、表面光亮。

2. 脓肿早期，组织张力较大，疼痛明显，可有搏动性疼痛，患牙有"浮起感"，咬合疼痛，叩痛，牙齿松动。

3. 脓肿后期，脓肿表面变软，可扪及搏动感，轻压牙龈可有脓液从牙周袋内流出；或脓肿自行破溃，脓液流出，此时疼痛较早期轻。

4. 患牙有较深的牙周袋，可伴有不同程度的松动，牙髓活力测试一般正常。

5. 可发生于单个或多个牙齿，单个牙的牙周脓肿一般无明显的全身症状，可有局部淋巴结肿大或白细胞轻度增多；多发性牙周脓肿常伴有较明显的全身不适。

6. X线片检查见患牙有不同程度的骨吸收。

【诊断要点及鉴别诊断】

1. 诊断要点　应联系病史和临床表现,并参考 X 线片,主要与牙龈脓肿和牙槽脓肿相鉴别。

2. 鉴别诊断

(1) 牙龈脓肿(gingival abscess):局限于龈乳头及龈缘处,常因异物刺入而导致,无牙周炎病史,无牙周袋和附着丧失,X 线片示无牙槽骨吸收。而牙周脓肿常有较深的牙周袋,X 线片示牙槽骨吸收,或弥漫的暗影。

(2) 牙槽脓肿(alveolar abscess):一般情况下与牙槽脓肿的鉴别要点见表 2-3-1。但有时患牙病情复杂时,如牙周 - 牙髓联合病变时,两者容易混淆。有的牙周脓肿范围较大,波及移行沟处,易被误诊为牙槽脓肿。有些慢性牙槽脓肿瘘口开口于靠近龈缘处,易误诊为牙周脓肿。可用牙胶尖插入瘘口,拍摄 X 线片,根据牙胶尖走行方向来判断脓肿部位是在根尖周围还是牙周软组织内。

表 2-3-1　牙周脓肿与牙槽脓肿的鉴别诊断

症状与体征	牙周脓肿	牙槽脓肿
感染来源	牙周袋	牙髓或根尖周感染
牙周袋	有	一般无
牙髓活力	有	无
脓肿部位	局限于牙周袋壁,较靠近龈缘	范围弥散,中心位于龈颊沟附近
叩痛	相对较轻	很明显
X 线片所见	牙槽嵴破坏	根尖周可有骨质破坏,也可无

【治疗原则及方案】

1. 治疗原则　消炎止痛,防止感染扩散,引流脓液。

2. 治疗方法

(1) 去除大块的龈上牙石及龈下牙石。

(2) 脓肿初期脓液未形成前,用生理盐水和 0.12% 醋酸氯己定液或 3% 过氧化氢溶液交替冲洗牙周袋,将抗菌消炎药物(如聚维酮碘、碘甘油、甲硝唑棒等)置入牙周袋内。

(3) 当脓液形成且局限,出现波动感时,应及时引流脓液。根据脓肿的部位及表面黏膜组织的厚薄,选择从牙周袋内引流或牙龈表面引流。前者可用尖锐探针从牙周袋内壁刺入脓腔，轻轻挤压，使脓液流出，彻底冲洗脓腔；后者可在表面麻醉下，用尖刀片于脓肿低位处切开脓肿，并彻底清洗脓腔，牙周袋内置抗菌药物。

（4）术后嘱患者用盐水或 0.12% 醋酸氯己定液含漱数日。

（5）口腔卫生指导。

（6）炎症较重、感染扩散、淋巴结肿大、出现全身症状或伴有全身系统疾病（如糖尿病、风湿性心脏病）的患者可全身给予抗生素，必要时给予支持疗法。

（7）注意事项：过氧化氢溶液遇脓血会产生大量气泡，引起牙周组织肿胀致疼痛加剧，还可能会将袋内感染物推至间隙组织引起感染扩散，应谨慎使用。可先使用生理盐水或氯己定液冲洗去除大部分脓液后，再使用过氧化氢溶液冲洗

第二节　急性龈乳头炎

【概述】

急性龈乳头炎（acute papillary gingivitis）系病损局限于个别牙龈乳头的急性非特异性炎症，通常因龈乳头受到机械或化学刺激而引发。食物嵌塞、过硬的锐利食物的刺伤、牙体缺损的锐利边缘、充填体悬突、不良修复体边缘的刺激、不恰当地使用牙签或其他剔牙工具等，均可刺激龈乳头，引起急性龈乳头炎的发生。

【临床表现】

1. 具有常见局部刺激因素，如食物嵌塞、不良修复体、充填体悬突、牙体缺损、鱼刺、折断的牙签等。

2. 龈乳头充血、肿胀、探诊易出血。

3. 患牙有自发性的胀痛和明显的触探痛，可伴有咬合痛，叩诊多有不适。

4. 患牙有时可出现一定程度的冷热刺激痛。

【诊断要点及鉴别诊断】

1. 诊断要点　明显的局部刺激因素结合其典型的临床表现可诊断。主要与急性牙髓炎进行鉴别。

2. 鉴别诊断　急性牙髓炎（acute pulpitis）疼痛一般不能定位疼痛牙齿，冷热刺激可引发或加重疼痛，可见深龋洞、深楔状缺损、隐裂、重度磨耗、充填体或修复体、畸形中央尖等牙体硬组织疾患。牙髓温度测试会引起剧烈疼痛或迟缓性疼痛，牙髓部分坏死的患牙表现为冷测迟钝或无反应，热测疼痛明显。急性龈乳头炎患牙龈乳头疼痛明显、触探痛、容易定位，牙髓状态为正常或一过性敏感。

【治疗原则及方案】

1. 治疗原则　去除局部刺激因素，消炎止痛。

2. 治疗方法

（1）去除局部刺激因素，如嵌塞的食物、鱼刺、折断的牙签、充填体悬突、不良修复体、牙石等。

（2）用 0.12% 醋酸氯己定液或 3% 过氧化氢溶液冲洗龈袋，涂布抗菌消炎药物（如碘甘油、聚维酮碘等）。

（3）口腔卫生指导。

第三节　急性坏死性溃疡性龈炎

【概述】

急性坏死性溃疡性龈炎（acute necrotizing ulcerative gingivitis）系发生于龈缘和龈乳头的急性炎症和坏死。患处有大量梭形杆菌和螺旋体等厌氧菌感染，好发于精神紧张者和吸烟者，以及机体免疫功能降低者，如营养不良的儿童、艾滋病患者、某些全身性消耗性疾病（如恶性肿瘤、急性传染病、血液病等）患者。

【临床表现】

1. 常发生于青壮年，男性吸烟者多见。

2. 起病急，患处牙龈极易出血，疼痛明显，有特殊的腐败性恶臭。

3. 龈乳头充血水肿，龈乳头顶端发生坏死性溃疡，上覆有灰白色污秽的坏死物，去除坏死物后可见龈乳头中央凹陷呈火山口状。

4. 随着病变的扩展，龈缘可成虫蚀状，表面覆盖坏死性灰褐色假膜，易于擦去，去除坏死组织后，下方为触痛明显的易出血创面。

5. 龈乳头破坏严重时,与龈缘呈一直线,如刀切状。病损一般不波及附着龈。

6. 重症患者可有低热、疲乏等全身症状,部分患者下颌下淋巴结肿大和压痛。

【诊断要点及鉴别诊断】

1. **诊断要点**　起病急、剧烈疼痛、自发性出血、腐败性口臭、龈乳头呈火山口状坏死、龈缘呈虫蚀状坏死等典型的临床表现,不难诊断。主要与慢性龈炎、疱疹性龈口炎和急性白血病和艾滋病进行鉴别诊断。

2. **鉴别诊断**

（1）慢性龈炎（chronic gingivitis）:病程长,无自发痛,无坏死病损,一般为探诊出血而无自发性出血,可有轻度口臭,无特殊的腐败性口臭。早期的急性坏死性溃疡性龈炎与慢性龈炎相似,可仔细观察龈乳头顶端的坏死区进行鉴别。

（2）疱疹性龈口炎（herpetic gingivostomatitis）:其典型表现为牙龈和口腔黏膜和口唇周围出现成簇状小水疱,溃破后形成多个小溃疡,或溃疡相互融合。牙龈充血水肿可出现于任何部位,而不仅局限于龈乳头和龈缘。无典型坏死组织,无腐败性口臭。

（3）急性白血病（acute leukemia）:急性白血病患者牙龈组织中大量不成熟的血细胞浸润,使牙龈有较大范围的肿胀、疼痛、坏死。有自发性出血和口臭,全身有贫血表现。血象检查显示白细胞计数明显升高并有幼稚血细胞。该病常可合并发生急性坏死性溃疡性龈炎,应结合全身病史并进行血常规检查进行排查。

（4）艾滋病（acquired immunodeficiency syndrome, AIDS）:艾滋病患者由于免疫功能低下,当梭形杆菌和螺旋体等细菌大量繁殖时,可合并发生急性坏死性溃疡性龈炎,应仔细结合全身病史及查血结果进行排查。

【治疗原则及方案】

1. **治疗原则**　去除局部坏死组织和局部刺激因素,抗菌治疗,全身支持治疗。

2. **治疗方法**

（1）轻轻去除龈乳头及龈缘的坏死组织及大块的龈上牙石。

（2）使用3%过氧化氢溶液局部擦拭、冲洗及含漱,有助于清除坏死物及厌氧菌。

（3）口腔卫生指导。

（4）全身给予口服甲硝唑或奥硝唑等抗厌氧药物 2~3 天；给予维生素 C、蛋白质等支持疗法。

（5）建议患者转诊相关医院和科室，对全身因素进行检查、矫正和治疗。

（段丁瑜）

第四章

口腔颌面部外伤急诊诊疗常规

第一节　口腔颌面部软组织外伤

【概述】

口腔颌面部软组织损伤（soft tissue injury of oral and maxillofacial region）可伴或不伴颌骨与牙齿的损伤。按照损伤类型可以分为擦伤、挫伤、割刺伤、撕裂伤、咬伤等；而按照损伤部位可以分为舌、颊、唇、腭、眼睑等。颌面部组织血供丰富，皮下组织较疏松，损伤后肿胀明显，出血较多。此外，口腔颌面部软组织损伤还包括某些特殊结构的组织损伤，例如腮腺、腮腺导管、面神经及三叉神经等，其临床表现及处理方式也有特殊之处。

一、擦伤

【概述】

擦伤（abrasion）系表皮和浅层真皮与粗糙的物体摩擦引起的损伤。

【临床表现】

1. 好发部位　多为口腔颌面部较突出的部位，以额、颧等部位多见。

2. 可见皮肤表层破损，创面常可附着有砂砾类异物，伴有点状或片状出血。

3. 神经末梢暴露，受外界刺激，常产生烧灼样疼痛。

【诊断要点】

一般通过病史及典型临床表现即可作出诊断。

【治疗原则及方案】

1. 治疗原则　主要为清除创面异物并消毒，预防感染。

2. 治疗方案

（1）大多数情况可任伤口暴露，待其干燥结痂。

（2）如伤口面积较大，亦可使用凡士林纱布覆盖伤口，促进肉芽生长。

二、挫伤

【概述】

挫伤（contusion）是因外力挤压导致皮下及深部组织受损，但无开放性创口。

【临床表现】

1. 伤处的小血管及淋巴管破裂，渗出的血液及淋巴液堆积在周围组织中，引起局部皮肤变色、肿胀、疼痛。

2. 颞下颌关节发生挫伤后，可能引起关节周围出血、肿胀导致张口受限，血肿纤维化还可引起关节强直。

【诊断要点】

一般通过病史及典型临床表现即可作出诊断。

【治疗原则及方案】

1. 治疗原则 主要治疗原则为消肿止痛、预防感染、促进血肿的吸收和功能恢复。

2. 治疗方案

（1）在损伤早期可以冰敷或加压包扎，预防血肿形成。如血肿较大，则可用粗针头抽出血肿内血液，后加压包扎。

（2）损伤48小时后可以采取热敷、理疗或中药外敷等方法促进血肿吸收。

（3）如血肿感染或压迫呼吸道引起呼吸困难，应及时切开，清除脓液或血凝块，建立引流后抗生素控制感染。

三、割、刺伤

割、刺伤（cut injury and stab injury）为锐器导致的伴有皮肤裂口的颌面部损伤。

【临床表现】

1. 皮肤及软组织可见裂口，裂口中可混有异物和细菌导致感染。

2. 刺伤创口较小而伤道深，多为非贯通伤，此厌氧环境适合破伤风杆菌增殖,可能导致破伤风。

3. 切割伤的创缘整齐,如损伤大血管可导致大量出血,累及面神经可导致面瘫,切断腮腺导管口可导致涎瘘。

【诊断要点】

一般通过病史及典型临床表现即可作出诊断。

【治疗原则及方案】

1. 治疗原则 早期行外科清创术。

2. 治疗方案

(1)早期清洗伤口可清除大部分细菌,如发现面神经或腮腺导管断裂,应尽可能行吻合术。

(2)对位缝合伤口。

(3)术后行常规抗感染及抗破伤风杆菌治疗。

四、撕裂和撕脱伤

【概述】

撕裂和撕脱伤(laceration)指因较大机械力作用于软组织,导致皮肤及皮下组织从深筋膜表面或浅面强行剥脱,可伴有不同程度的软组织及骨面暴露。

【临床表现】

1. 多因头发卷入机器,或车祸导致大块头皮撕裂或撕脱,甚至伴有耳廓、眉毛及眼睑撕脱。

2. 因其创面较大,患者常自觉剧烈疼痛,大量出血可导致休克。创口边缘不整齐,皮下组织和肌肉多有挫伤,可有组织缺损,导致骨面裸露。

3. 如骨面长期裸露可伴随颅骨感染甚至坏死。

【诊断要点】

一般通过病史及典型临床表现即可作出诊断。

【治疗原则及方案】

1. 治疗原则 积极止血,抢救出血性休克,优先处理颅内损伤;尽量保留撕脱组织,恢复外形。

2. 治疗方案

(1)急救时首先将尽量将组织复位,无菌辅料包扎。

(2)如处于伤后 6 小时内,应将撕脱组织尽量复位缝合,包括少量相连甚至分离的组织,因颌面部血供好,仍有成活可能。

（3）完全撕脱者有血管可供吻合，则应行血管吻合术。

（4）遇到伤后 6 小时后，又无血管可吻合者，则应将组织清创后制备全厚皮片行再植术。

（5）如无组织可用，可行游离皮片移植，以消灭创面。不能将骨面裸露在外，紧急情况可用碘仿纱布或盐水纱布湿敷。

（6）目前有将高压氧治疗应用到撕脱伤处理中，此举可促进伤口愈合。

五、咬伤

【概述】

咬伤（bite injury）是因动物或人撕咬引起的颌面部软组织损伤。

【临床表现】

1. 可造成面颊部或唇部软组织撕裂、撕脱或挫伤。

2. 常伴有骨面暴露，伤口常污染严重，处置不及时可引起感染。

3. 常伴组织缺损，即使愈合也常影响患者面部外形和功能。

【诊断要点】

一般通过病史及典型临床表现即可作出诊断。

【治疗原则及方案】

1. 治疗原则　保持伤口清洁，修复组织缺损，预防伤口感染及狂犬病。

2. 治疗方案

（1）及时清创缝合。软组织缺损时可行邻位瓣转移修复。缺损范围较大时可游离皮片修复。

（2）如条件均不具备，可先行局部湿敷，抗感染治疗，等待肉芽生长后，行游离皮片或皮瓣修复。

（3）咬伤患者均需预防狂犬病。

擦伤，挫伤，割、刺伤，撕脱伤及咬伤鉴别诊断见表 2-4-1。

表 2-4-1　各类软组织外伤鉴别诊断

分类	皮肤开放伤口	伤口深度	软组织淤血	创口形态	组织缺损	骨面暴露	病因
擦伤	有	表浅	无	片状，不规则	无	无	多因跌倒
挫伤	无	无	有	无	无	无	碰撞
割、刺伤	有	较深	无	整齐	无	无	锐器伤

分类	皮肤开放伤口	伤口深度	软组织淤血	创口形态	组织缺损	骨面暴露	病因
撕脱伤	有	较深	有	不规则	有	有	多因机械创伤
咬伤	有	较深	有	不规则	有	有	动物撕咬

六、口腔颌面部各部位软组织损伤处理特点

1. 舌损伤（tongue injury） 舌血供丰富，舌体组织较脆，且承担发音任务，对其处理具有一定特殊性。

（1）缝合舌组织尽量保持舌体长度，以免舌体缩短影响发音。

（2）涉及多个部位，例如舌、牙龈及口底损伤且伴有软组织缺损时，优先缝合舌部创口，以免发生舌粘连。

（3）缝合舌体宜采用大针粗线，进针距创缘 >5mm，深度要深，可加用褥式缝合，预防因术后肿胀引起的伤口撕裂。

2. 颊部贯通伤（cheek penetrating injury）

（1）治疗原则为尽量关闭创口和消灭创面。

（2）无组织缺损者可分层缝合口腔黏膜、肌肉和皮肤。

（3）口腔黏膜缺损较小且皮肤缺损大者，应先严密缝合口内黏膜。颊部皮肤行皮瓣转移或游离皮瓣修复。条件不具备者可做定向拉拢缝合，待二期手术修复缺损。

（4）黏膜及皮肤缺损均较大者，可直接将黏膜与皮肤对位缝合，待二期手术修复缺损。条件允许时可清创后采用带蒂皮瓣或带血管蒂游离皮瓣早期修复。

3. 腭损伤（palate injury） 根据是否具有组织缺损其处理原则有所区别。

（1）无组织缺损者，硬腭损伤应缝合黏骨膜，软腭损伤则需要分别缝合鼻腔侧黏膜、肌肉及口腔黏膜。

（2）如硬腭组织缺损与鼻腔或上颌窦相通，可邻位瓣转移修复缺损。亦可与缺损两侧做松弛切口，分离黏骨膜瓣后向中间拉拢缝合。裸露骨面可行碘仿纱条反包扎。

4. 唇、舌、耳、鼻及眼睑裂伤（lip, tongue, ear, nose and eyelid laceration）

（1）无组织缺损时，按照其解剖外形对位缝合。

（2）如有组织缺损，且组织离开机体未超过 6 小时，则应将离体组织充分

冲洗后,行对位缝合。术后妥善固定,注意保温,以增加成活概率。

(3)如修复失败,则待瘢痕软化后二期手术修复。

5. 腮腺及腮腺导管损伤(parotid gland and duct injury)

(1)单纯腮腺腺体损伤:缝扎腮腺组织后分层缝合创口,术后腮腺区加压包扎7天预防涎瘘。

(2)伴随腮腺导管断裂者可用5-7/0线行端端吻合。

(3)如不能将导管拉拢缝合,则应取颞浅静脉移植,重建导管系统。

6. 面神经损伤(facial nerve injury)　应争取早期行面神经吻合术(3个月内),后期处理效果不佳。

第二节　颌面部骨折

一、牙槽突骨折

【概述】

牙槽突骨折(alveolar fracture)常由外力直接作用于牙槽突引起,多见于上颌前部,可为线性或粉碎性骨折。

【临床表现】

1. 常伴有唇或软组织撕裂肿胀,或牙折、松动或脱落。

2. 摇动伤区1颗牙齿常可带动伤区多颗牙一并运动,可导致咬合紊乱。

3. CBCT可发现骨折线。

【诊断要点】

典型的临床表现和影像学表现可确诊。

【治疗原则及方案】

1. 治疗原则　复位牙槽骨,固定松动牙。

2. 治疗方案

(1)排除手术禁忌。

(2)局麻下复位牙及牙槽骨。

(3)牙弓夹板、纤维树脂条或正畸托槽跨过骨折线至少3个牙位,固定松动牙及牙槽骨。

（4）缝合软组织创伤。

（5）必要时注射破伤风免疫球蛋白及抗感染治疗。

（6）定期复诊,有牙髓症状时牙体牙髓科会诊。

二、上颌骨骨折

【概述】

上颌骨骨折(maxillary fracture)指上颌骨遭受到来自正前方、下方或侧方打击力时,可以发生骨折。上颌骨位于面中分的中央,位置较为显著,容易发生骨折。

【临床表现】

1. 骨折线　上颌骨与周围其他骨以骨缝相连,受伤时易沿骨缝分离。常按骨折高低位置应用 Le Fort 分型:

（1）Le Fort Ⅰ:又称水平骨折,骨折线经梨状孔下缘、牙槽突上方,绕上颌结节后至翼突。

（2）Le Fort Ⅱ:又称上颌骨锥形骨折:骨折线自鼻根部向两侧,经泪骨、眶下缘、颧上颌缝,沿上颌窦侧壁至翼突。

（3）Le Fort Ⅲ:又称颅面分离骨折,骨折线经鼻腭缝,横跨眼眶,经颧腭缝向后下至翼突,形成颅面分离。

2. 骨折块移位　骨折块可随外力方向骨折,或向后下方移位。

3. 咬合关系错乱　常表现为后牙早接触,前牙开𬌗。

4. 眶及眶周变化　表现为眶周淤青,或复视。

5. 颅脑损伤　出现颅脑损伤时,可出现脑脊液鼻漏。

【诊断要点】

1. 问诊了解患者受伤原因,分析创伤力作用方向及部位。

2. 视诊观察面部是否存在畸形,眼球移位,张口受限等症状。

3. 咬合错乱为骨折最重要的检测标准。

4. 触诊检查眶下缘、颧牙槽嵴、颧弓是否存在台阶感或塌陷。

5. 捏住前牙摇动上颌骨是否具有台阶感。

6. 影像学检查　包括 X 线平片、全景片、CBCT 及螺旋 CT 检查可辅助诊断和制订手术计划。

【治疗原则及方案】

1. 治疗原则　首先积极处理危及生命的其他损伤,病情稳定后处理颌骨骨折:包括骨折的解剖复位;功能稳定性固定;无创外科;早期功能性运动。

2. 治疗方案

（1）合并颅脑、重要脏器或其他损伤时，应先抢救生命，再行颌骨骨折的处理。

（2）颅面分离者可利用横杆将上颌骨固定于头顶。

（3）骨折治疗原则：包括骨折的解剖复位；功能稳定性固定；无创外科；早期功能性运动。

（4）简单低位水平骨折可采用颌间牵引复位固定，辅以颅颌牵引。移位明显者可切开复位。

（5）高位水平骨折常需要切开固位。

（6）预防破伤风及常规抗感染治疗，缝合软组织。尽量保留骨折线上的牙齿。

三、下颌骨骨折

【概述】

下颌骨位居面下 1/3，容易受到打击，下颌骨存在几个解剖薄弱环节，受到损伤时易在这些位置产生骨折。由于损伤部位的不同，产生不同的症状，但总的说来，由于下颌骨有强大的升颌肌群和降颌肌群附着，受伤后容易形成各种咬合错乱。

【临床表现】

1. 常规急性症状 下颌骨骨折（mandibular fracture）后局部出现疼痛、肿胀。可伴有牙齿松动、折断、牙龈撕裂等。

2. 骨折段移位 下颌骨存在一些薄弱部位，根据外力方向，骨折部位，附着肌群的不同，表现出不同方向骨折的移位，从而表现出不同的特征。

（1）正中联合骨折：单发线性骨折常无明显移位或仅表现为两侧牙高低不同。粉碎性骨折可因下颌舌骨肌的牵拉出现牙弓变窄，引起舌后坠，甚至窒息。

（2）颏孔区骨折：单侧骨折前段骨向下外方移位，后段骨向上前方移位。双侧骨折可引起颏部后缩及舌后坠。

（3）下颌角骨折：骨折线位于咬肌和翼内肌者可不发生位移。

（4）髁突骨折：多发生于髁突颈部，患侧下颌向后外方移位，双侧骨折者出现后牙早接触，前牙开𬌗。

3. 咬合错乱 根据不同骨折类型出现各类咬合错乱。

4. 骨折段活动异常 检查时，骨折部位可出现骨摩擦音。

5. 下唇麻木　损伤下牙槽神经时,可引起下唇或颏部麻木。

6. 张口受限　除了骨折移位,疼痛、肿胀及咀嚼肌痉挛也可引起张口受限。

【诊断要点】

1. 问诊了解患者受伤原因,分析创伤力作用方向及部位。

2. 将手指放在可疑骨折两侧牙列做相对运动,了解是否有异常动度和摩擦音。

3. 耳屏前触诊了解可髁突动度,判断是否存在髁突骨折。

4. 正中联合部骨折常伴有髁突骨折。

5. X 线平片及全景片一般情况下足以显示骨折情况,必要时加行 CBCT 或螺旋 CT 检查。

【治疗原则及方案】

1. 治疗原则　首先积极处理危及生命的其他损伤,病情稳定后处理颌骨骨折:包括骨折的解剖复位;功能稳定性固定;无创外科;早期功能性运动。

2. 治疗方案

(1)合并颅脑、重要脏器或其他损伤时,应先抢救生命,再行颌骨骨折的处理。

(2)舌后坠时,可将舌向外牵出,以防窒息。

(3)复位:对于简单的线性骨折,急诊可在局麻下手法复位。

(4)固定:可单颌牙弓夹板固定,或颌间固定,利用上颌骨完好的牙弓,恢复咬合关系。

(5)对于复杂的骨折,需要切开内固定者,可先行处理软组织创伤,择期使用坚固内固定复位下颌骨。

(6)对于儿童的骨折,由于其常为青枝骨折,且任何形式的干预均可能影响颌骨发育,因此,首先考虑手法复位和绷带固定制动。

(7)预防破伤风及常规抗感染治疗,缝合软组织。尽量保留骨折线上的牙齿。

四、多发性骨折

【概述】

多发性骨折(multiple fracture)主要指颌面部两处以上骨骼同时发生的骨折,常由于严重交通事故、高空坠落或严重暴力引起。常伴随颅脑和全身其他部位骨骼损伤。

【临床表现】

1. 多伴有全身其他部位损伤 常伴有颅脑损伤症状,例如昏迷、呕吐、脑脊液漏等;肝损伤导致休克;脊柱损伤导致休克;四肢骨或骨盆的损伤等。

2. 面部严重变形 出现面部塌陷,也可能有面部软组织损伤。

3. 咬合关系紊乱 同下颌骨及上颌骨损伤。

4. 功能障碍 复视、下唇麻木、眶下区麻木等。

【诊断要点】

外伤病史,典型的临床表现和影像学表现可确诊。

【治疗原则及方案】

1. 治疗原则 遵循先抢救生命,后恢复形态和功能的原则。

2. 治疗方案

（1）首先对全身情况进行判断,优先处理威胁生命的损伤,例如颅脑损伤及重要脏器伤。及时处理出血,纠正休克,解除呼吸道梗阻。

1）处理出血:明显大血管出血可以采取缝扎;骨缝出血可填塞可吸收明胶海绵或骨蜡。

2）解除呼吸道梗阻:上颌骨后坠可悬吊上颌骨,舌后坠可于舌前分缝合粗线,牵拉出舌;清除呼吸道异物,必要时气管插管或切开。

3）纠正休克:补血,补液。

（2）待关键部位损伤得到控制,患者脱离生命危险后,尽量安排颌面外科手术于2~3周内进行。

（3）尽量恢复正常咬合关系;恢复面部外形高度。

（4）先行恢复损伤较小的部位,后以此部位为参照,恢复其他部位。

第三节 颌面部战伤

一、颌面部火器伤

【概述】

颌面部火器伤（firearm injury in maxillofacial region）指以火药为动力发射或引爆的物体引起的颌面部损伤。以弹片伤为主,其次为枪弹伤。弹片伤以非贯通伤为主,而枪弹伤常为贯通伤。

【临床表现】

1. 伤情重 高速弹片或子弹可短时间释放大量能量,造成瞬时空腔,破碎的骨片可形成二次创伤。

2. 贯通伤多 多数情况下表现为入口小、出口大。

3. 组织内常有弹片或其他外界异物存留。

4. 细菌易进入创口,引起感染。

【诊断要点】

颌面部火器造成的创伤。

【治疗原则及方案】

1. 治疗原则 清创缝合,预防感染。

2. 治疗方案

(1)首先注意止血、抗休克和保持呼吸道通畅。

(2)清创应注意清理异物,并清除掉可能坏死的组织。深部盲管要放置引流条。

(3)如伴有骨折,骨折面均不宜暴露。行早期复位。

二、颌面部烧伤

【概述】

颌面部烧伤(burn injury in maxillofacial region)可由各种火焰烧伤、过热物体灼伤、烫伤或化学物质烧伤。

【临床表现】

1. 组织反应快 由于颌面部丰富的血供和淋巴组织,烧伤后组织肿胀快而重。12小时内可出现明显肿胀。

2. 突起的部位往往烧伤更重。

3. 呼吸道易被灼伤。

4. 颌面部神经丰富,烧伤常伴有高热、休克。

5. 面部烧伤常引起严重的畸形。

【诊断要点】

病史和典型临床表现可确诊。

【治疗原则及方案】

1. 治疗原则 预防感染,恢复外形和功能。

2. 治疗方案

（1）中小面积烧伤可用冷水清洗，并持续湿敷。

（2）呼吸道灼伤可用过氧化氢液漱口，必要时气管切开。

（3）清理创面，剃掉毛发。

（4）常可早期暴露。

（5）严重烧伤者可于 10~14 天后自体皮片移植。

第四节 颌面部异物

【概述】

颌面部异物（foreign body in maxillofacial region）指口腔颌面部外伤时，可伴随异物进入颌面部深部及间隙中，例如金属、木质、石头、玻璃、树脂等。异物长时间滞留于口内可能使患者出现炎症感染、肿胀、疼痛及异物感，严重时会使口腔功能出现严重障碍，从而需要手术取出。

【临床表现】

1. 多可见异物入口，可伴出血或渗血。

2. 局部肿胀、疼痛。

3. 可能伴有相应部位骨折。

4. 根据异物位置不同，可能伴有相应特殊症状：

（1）鼻腔及鼻窦异物可以引起鼻阻塞或出血。

（2）眶内异物可致眼球活动受限。

（3）下颌下、口底、咽旁异物可导致呼吸障碍。

（4）咬肌、翼下颌间隙、颞下颌关节异物可能导致张口受限。

（5）腮腺异物可能导致涎瘘。

【诊断要点】

1. 患者具有外伤史或手术史。

2. 表浅异物可扪及。

3. 可伴随有疼痛、肿胀，软组织瘘管。

4. 对于金属、玻璃及石屑等异物可通过 X 线平片或 CT 定位；草籽、竹条、鱼刺等异物可通过彩色 B 超辅助诊断。

【治疗原则及方案】

1. 治疗原则　在保护颌面部重要结构前提下去除异物,预防感染,恢复外形和功能。

2. 治疗方案

（1）尽量通过缝合前清创去除异物,如异物位置较深或靠近重要解剖结构,或患者全身情况不允许,亦可择期,待其形成纤维包裹后手术取出。

（2）精确定位是手术取出的关键,CT可提供较为精确的定位。

（3）原则上应从原伤口入路,注意避免损伤面神经及腮腺导管。

（4）靠近口腔咽腔的异物,尽量从口内取出。

（5）目前,计算机辅助定位、光学导航等新技术也被应用于异物取出术中。

（6）常规注射破伤风抗毒素或免疫球蛋白。

第五节　颞下颌关节脱位

【概述】

颞下颌关节脱位(temporomandibular joint dislocation)指大张口时,髁突与关节窝、关节结节完全分离,不能自行回复到正常位置。最为常见者为急性前脱位。

【临床表现】

1. 下颌运动异常,下颌前伸,不能闭口,前牙开𬌗。

2. 两颊变平,额部下移,面型相应变长。

3. 耳前可扪及凹陷区。

4. 单侧前脱位时,下颌微向前伸,颏部偏向健侧;

【诊断要点及鉴别诊断】

1. 诊断要点　典型临床表现和影像学诊断可确诊。

2. 鉴别诊断

（1）髁突骨折(condylar fracture):髁突骨折髁突颈部有明显压痛,多有外伤史,且X检查可见骨折线。

（2）精神类疾病:无咬合紊乱及关节窝空虚。

【治疗原则及方案】

1. 治疗原则　关节复位,绷带固定。

2. 治疗方案

（1）手法复位：患者坐位,紧靠墙壁,术者位于患者前方,两拇指缠以纱布伸入口内,放置于下颌磨牙后垫,推下颌骨向下向后,将髁突推回关节窝。

（2）如复位困难,可先行局部热敷或关节腔及咀嚼肌封闭后再行复位。甚至某些病例需要全麻下复位。

（3）复位后需限制下颌骨运动,使用绷带固定 2~3 周。否则可能继发复发性脱位及颞下颌关节紊乱病。

（刘济远　李龙江）

第五章

肿瘤相关疾病急诊诊疗常规

第一节　肿　瘤　出　血

【概述】

肿瘤相关性出血（neoplasm related hemorrhage）在外科急诊中较为常见，其病因包括四个方面：其一是由于肿瘤血供丰富，局部坏死所引起的广泛性出血；其二是由于知名血管旁的肿瘤侵蚀所造成的血管破裂所引起的大出血；其三是晚期肿瘤患者出现恶病质表现，凝血功能差所引起的广泛性出血；此外，血管瘤和神经纤维瘤破裂引起的大出血在临床上也时有出现。针对肿瘤出血，要首先分析其病因，才能对症治疗，获得满意的疗效。

【临床表现】

1. 肿瘤出血可出现在不同年龄段的患者中。相较于男性患者，育龄女性在月经期，由于其凝血机制较差，较易出现肿瘤出血。

2. 患者就诊时常出现口内病灶腐臭味明显，可查及暗红色血凝块，血液由血凝块下活动性渗出。

3. 患者常出现血压升高，心率加快，面色苍白等失血表现，严重时会出现失血性休克。

4. 如出血部位位于口底、咽旁或下颌下区，有可能出现广泛水肿所致的上呼吸道梗阻，严重时出现窒息。

【诊断和鉴别诊断】

1. 诊断要点　患者有肿瘤病史，查体可见活动性出血就可以明确诊断。

2. 鉴别诊断　需要注意在诊断时根据出血的性质鉴别动脉性出血（arterial hemorrhage）和静脉性出血（venous hemorrhage）。如为鲜红色，并伴有节律,则动脉出血可能性大,如为暗红色,由创口逐渐溢出,则静脉出血可能性大。需注意的是,颌骨内血管畸形所引起的出血,患者往往无相关病史及阳性体征,需结合 X 线片检查。

【治疗原则及方案】

1. 治疗原则　明确病因,对症治疗,积极支持。

2. 治疗方案

（1）完善检查:检查分为局部和全身检查两部分。局部检查需仔细检查出血部位、出血性状。全身检查包括病史收集,以确定出血的诱因;以及全血图、生化、凝血图等检查,尤其需要关注红细胞数量、血红蛋白、肝肾功、电解质及凝血功能,以预估出血量,出血原因及患者全身情况,同时做好配血检查,以备必要时输血抢救。完善上述检查,以明确诊断,判断出血原因及患者全身情况至关重要。

（2）体征监护:患者就诊时应尽快建立生命体征监护,实时监控心率、血压、氧饱和度等变化,以判断是否出现失血性休克及窒息可能。

（3）积极补液:患者就诊时应及时建立静脉通道,根据查血结果积极补液,纠正血容量不足、电解质紊乱等情况。必要时应积极输血治疗。

（4）局部处理:患者就诊时,首先应于出血点压迫止血,如患者无严重心血管疾病,可用去甲肾上腺素棉球压迫出血点,以促进血管收缩,待出血速度减缓后,根据病因治疗。如压迫无效,则应考虑局部缝合加压,肿瘤组织质地较脆,缝合时极易出现缝线切割致创面扩大的情况,因此,应在正常组织内缝合,如缝合前预估创面可以拉拢,则可线性缝合;如出血创面较大,拉拢缝合张力大,则应局部填塞碘仿纱条后,行反包扎加压固定。如上述治疗无效,患者仍出现活动性出血,则应根据出血部位判断动脉供应,解剖、结扎供血动脉,甚至出血侧颈外动脉,以有效降低出血症状。需要注意的是,结扎供血血管后,侧支循环会迅速建立,因此应及时有效针对病因进行治疗。

3. 全身治疗　在局部治疗的同时,应注意监测生命体征,积极补液治疗。如患者出现呼吸道梗阻,则应及时行气管切开术,详见呼吸道梗阻治疗。补液治疗时应注意预防或纠正电解质紊乱。当血红蛋白低于 80g/L 时,或出现心率升高,面色苍白,血压降低等失血性休克症状,应给予输血治疗。同时,可静脉或肌注凝血酶,以促进凝血功能。

第二节 肿 瘤 感 染

【概述】

肿瘤伴发感染(neoplasm concomitant infection)的原因很多,主要归于全身和局部两个方面:全身因素主要包括肿瘤及治疗所引起的全身衰弱,免疫功能下降,使患者更易于受到致病病原体的感染;局部因素包括肿瘤快速生长所造成的局灶性缺血坏死,同时免疫系统对肿瘤的抵抗也是诱发感染的原因之一。针对肿瘤感染的治疗,应首先明确病因,进行针对性治疗才能做到有的放矢,获得良好的治疗效果。

【临床表现】

1. 患者有明确的肿瘤病史。发病年龄和性别无明显差异。

2. 局部有明显的红、肿、热、痛等感染症状。口内腐败异味明显,感染区为灰白色污浊假膜覆盖,触痛明显,边界不清,触之易出血,并可有脓液溢出。肿瘤侵犯颌骨可出现患区牙齿松动、脱落。

3. X线检查可见患区骨质出现虫噬状吸收,骨膜增厚、骨质破坏甚至病理性骨折。

4. 全身可出现虚弱、高热、血象升高、精神萎靡、甚至休克等表现。

【诊断和鉴别诊断】

1. 诊断要点 根据患者的肿瘤病史和临床表现,不难作出诊断。

2. 鉴别诊断 需要与颌面部多间隙感染鉴别,感染性疾病、肉芽肿、慢性炎症的急性期也应充分考虑,其鉴别要点在于详细询问患者的病史,同时完善X线、CT、MRI、血常规、感染标志物等实验室辅助检查,必要时行切取活检,以明确诊断。

【治疗原则及方案】

1. 治疗原则 肿瘤感染的治疗不可盲目切开引流,其治疗方案和多间隙感染的原则完全不同,所以首先应明确诊断,切忌盲目治疗。

2. 治疗方案

(1)完善检查:检查分为局部和全身检查两部分。局部检查需仔细检查感染部位,感染性状、是否有新生物及出血,同时积极采集脓培养,为抗生素使用提供理论依据。全身检查包括病史收集,以确定感染的诱因;以及全血图、生化、凝血图等检查,尤其需要关注红细胞数量、血红蛋白、肝肾功、电解质及凝血功能,以评估患者全身情况,同时做好合血检查,以备必要时输血抢救。完善上述检查,以明确诊断,判断感染原因及患者全身情况至关重要。

(2)局部治疗:对肿瘤感染,一般不建议进行脓肿切开引流,否则易于引起肿瘤细胞播散种植,极大影响后期治疗及预后。如已有脓腔形成,可采取穿刺抽出脓液的方法,缓解局部症状,压迫呼吸道出现呼吸衰竭,应立即行气管切开插管术,挽救患者生命。伴有活动性出血的患者,应积极处理,参考肿瘤性出血。

(3)全身治疗:感染患者易出现营养不良、电解质紊乱等全身情况,在局部治疗的同时,应注意监测生命体征,积极补液治疗。补液治疗时应注意预防或纠正电解质紊乱。当血红蛋白低于 80g/L 时,或出现心率升高,面色苍白,血压降低等失血性休克症状,应给予输血治疗。急诊治疗时,应根据患者血象及感染标志物检查结果,初步判断感染来源及类型,严格掌握抗生素使用原则,积极抗感染治疗,厌氧菌常见于口腔内感染,在治疗时应加入甲硝唑等硝基咪唑类药物,待获得脓培养及药敏试验结果后,及时调整用药方案。

(4)其他:严密观察患者病情走向,及时调整治疗方案,给予营养支持治疗,待患者感染好转后,尽快进行抗肿瘤治疗。

(李龙江 李 一)

第六章

感染性疾病急诊诊疗常规

第一节　感　染　概　论

感染是细菌、真菌、病毒等微生物在宿主体内侵袭和繁殖，与宿主相互作用，引起机体以防御为主的一系列局部或全身的反应。急诊常见的口腔颌面部感染包括冠周炎、牙槽脓肿、间隙感染、颌骨骨髓炎等，口腔颌面部具有特殊的解剖和生理学特点，其感染来源包括牙源性、腺源性、损伤性、血源性、医源性等多种途径。

第二节　冠　周　炎

【概述】

冠周炎（pericoronitis）指第三磨牙萌出不全或阻生时牙冠周围软组织发生的炎症，常发生于下颌第三磨牙。由于进化过程中咀嚼器官的退化，颌骨的长度不足以支持牙列完全萌出，导致第三磨牙不同程度的阻生，牙冠与龈瓣间形成盲袋滋生细菌从而引发智齿冠周炎。

【临床表现】

1. 主要发生于 18~30 岁的青年人，智齿萌出不全，就诊时常处于急性炎症期，以牙痛、张口受限为主诉，检查可见第三磨牙萌出不全，周围软组织发红、肿胀，探诊出血。

2. 炎症严重时可波及腭舌弓、咽侧壁及咀嚼肌，出现吞咽疼痛和张口受限等症状,局部可呈自发性跳痛或沿耳颞神经分布区产生放射痛。

3. 第二磨牙可有叩痛或龋坏。

4. 可伴有患侧下颌下淋巴结肿胀、压痛。炎症可直接蔓延或沿淋巴管扩散,引起邻近组织器官或筋膜间隙感染。

5. 影像学检查　全景片可见下颌第三磨牙周围组织炎性暗影,同时可帮助了解阻生牙的生长方向、位置;牙根的形态数目及牙周情况。CBCT 不仅可以了解阻生牙的情况,还可以了解与邻牙和相邻血管神经的情况。

【治疗原则及方案】

1. 治疗原则　智齿冠周炎急性期应针对感染对症治疗,局部冲洗辅助消除炎症。

2. 治疗方案　使用生理盐水、3% 过氧化氢液交替冲洗,龈袋内放置碘甘油。如有脓肿形成,应及时切开引流。如出现全身症状,采取全身抗生素治疗及支持治疗。当炎症转入慢性期后,应及时拔除阻生智齿。

第三节　急性化脓性腮腺炎

【概述】

急性化脓性腮腺炎(acute supurative parotitis)多见于严重的全身性疾病,如腹部大手术后造成大量体液丧失、脓毒血症、长期高热、脱水等。随着医疗水平的提高,术后并发腮腺炎已经比较少见。目前临床所见的多是慢性腮腺炎急性发作。

【临床表现】

1. 炎症早期症状轻微,可被全身病情掩盖。

2. 常有慢性腮腺炎病史,以单侧受累多见,表现为以耳垂为中心的腮腺区肿胀明显,疼痛、压痛,导管口可有红肿表现。

3. 随着病情加重疼痛加剧,呈持续性疼痛或跳痛,肿胀更加明显,导管口可有脓性分泌物,全身中毒症状明显,体温可达 40℃ 以上。

【鉴别诊断】

1. 流行性腮腺炎(epidemic parotitis)　多见于 5~15 岁儿童,周围可能有相同病史的患儿,常表现为双侧腮腺肿大、充血、疼痛,但腮腺导管口无红肿,无脓液分泌。

2. 咬肌间隙感染（masseteric space infection）　其症状和急性化脓性腮腺炎症状相似，但是其肿胀中心和压痛点位于下颌角且腮腺导管口无红肿，无脓性分泌物流出，张口严重受限。

3. 腮腺区淋巴结炎（lymphadenitis of parotid region）　多见于青少年，病程慢。腮腺导管口无红肿及脓性分泌物流出。

【治疗原则及方案】

1. 治疗原则　全身抗感染治疗，如发现局部凹陷性水肿、穿刺出脓液、腮腺导管口有脓液排出，表明急性化脓性腮腺炎已经发展至化脓，应及时切开引流。

2. 治疗方案　切口位于下颌支后缘处，自耳屏向下作下颌角切口，切开皮肤、皮下组织及腮腺咬肌筋膜，因腮腺内可有多发性脓肿，应向不同方向分离，生理盐水冲洗后放置引流条。对全身治疗而言，使用抗生素抗感染治疗，严重感染病例可从腮腺导管口处取脓性分泌物作细菌培养及药敏试验，再针对性的用药。

第四节　急性牙槽脓肿

【概论】

急性牙槽脓肿（acute alveolar abscess）又称为急性根尖周脓肿，多由急性浆液性根尖周炎发展或慢性根尖周炎转化而来。

【临床表现】

1. 主诉为剧烈牙痛，有牙痛病史，患牙有持续性、搏动性跳痛。

2. 可见深龋洞或充填物，患牙无活力，轻触患牙即可有剧烈疼痛。

3. 脓肿进入骨膜下和黏膜下时，根尖部位黏膜可有明显肿胀并可伴有全身症状。

4. X线片可见根尖区有一圆形或卵圆形透射区，边界模糊。

【鉴别诊断】

急性牙周脓肿（acute periodontal abscess）：多无明显牙体疾患，脓肿位置靠近牙龈缘，肿胀局限，一般无剧烈疼痛，无明显全身症状。

【治疗方法】

1. 治疗原则 建立脓肿引流通道,辅助抗感染治疗。

2. 治疗方案 局麻下开髓,扩通至根尖,建立引流通道。如果牙槽脓肿进入骨膜下脓肿或黏膜下脓肿时期,应在局部麻醉下切开排脓,放置引流条。如不确定是否有脓肿形成可穿刺检查,切忌盲目切开增加患者痛苦。

第五节 干 槽 症

【概论】

干槽症(dry socket)是拔牙后以剧烈疼痛为表现的常见并发症,多见于下颌阻生第三磨牙拔除后。目前认为干槽症病因和感染、创伤、解剖因素、纤维蛋白溶解等因素有关。

【临床表现】

1. 拔牙 2~3 天后剧烈疼痛,并可向耳颞部、下颌区或头顶放射,止疼药物不能缓解。

2. 可见空虚的牙槽窝,有明显腐臭味,一般不存在化脓、肿胀或全身症状。

【鉴别诊断】

1. 拔牙术后感染 拔牙后疼痛,但检查可见周围软组织肿胀,拔牙窝可有脓液溢出,应注意鉴别。

2. 拔牙后疼痛 术后 24 小时疼痛最明显。常规镇痛药物可以缓解,拔牙窝内可见血凝块,无腐臭味。

【治疗方法】

1. 治疗原则 干槽症早期考虑安抚为主,可单纯用生理盐水隔日冲洗伤口。

2. 治疗方案 安抚效果不佳的干槽症,应在局部神经阻滞麻醉下,使用3% 过氧化氢棉球擦拭牙槽窝骨壁,去除腐败坏死物质,牙槽窝清创后用碘仿纱条紧密填塞,10 天后去除。

第六节 口腔颌面部间隙感染

【概论】

口腔颌面部存在许多潜在的筋膜间隙,根据其解剖结构和感染发生部位等可分为咬肌间隙、翼下颌间隙、颞下间隙、颞间隙、下颌下间隙、咽旁间隙、颊间隙、口底间隙等。口腔颌面部间隙感染(oral and maxillofacial space infection)初期表现为蜂窝织炎,脂肪结缔组织变性坏死后可发展为脓肿,如沿神经、血管扩散甚至可引起海绵窦血栓性静脉炎、败血症、脑脓肿、纵隔炎等严重的全身感染并发症(表 2-6-1)。

表 2-6-1 间隙感染

筋膜间隙	来源	肿胀部位	压痛、穿刺部位	张口受限	脓肿形成征象	切开部位
眶下间隙感染	上颌前牙、前磨牙、面部感染	眶下、下眼睑	鼻唇沟附近	无	波动感	口内上颌尖牙、前磨牙前庭沟处
颊间隙感染	磨牙(含第三磨牙)	面颊部	咬肌前缘	无或轻中度	波动感、凹陷性水肿	口腔前庭、下颌颊龈沟;广泛性颊间隙感染应于下颌骨下缘以下 1~2cm 处作平行于下颌骨下缘的切口,再由皮下向上钝性分离
翼下颌间隙感染	磨牙感染、医源性、周围间隙扩散	颌后,不明显	下颌角内后侧;口内翼下颌韧带外侧	严重	压痛点局限	从下颌支后缘绕过下颌角,距下颌下缘2cm处切开。切口长约3~5cm,逐层切开,用骨膜剥离器剥开翼内肌
下颌下间隙感染	下颌下淋巴结炎、下颌磨牙感染	下颌下区域	下颌下区域	轻度	凹陷性水肿或波动感	参照脓肿部位,下颌体部下缘以下 2cm 作与下颌骨下缘平行切口

续表

筋膜间隙	来源	肿胀部位	压痛、穿刺部位	张口受限	脓肿形成征象	切开部位
咬肌间隙感染	磨牙、腮腺区感染	下颌角、耳垂前下	下颌升支中分	严重	凹陷性水肿	从下颌支后缘绕过下颌角，距下颌下缘2cm处切开。切口长约3~5cm，逐层切开，从骨面推起咬肌
颞间隙感染	外伤、周围间隙感染	颞骨鳞部	颞部、耳前下方	严重	凹陷性水肿	颞部发际内沿颞肌纤维方向根据脓肿情况作1个或多个切口；如怀疑有骨髓炎，沿颞肌附着作弧形切口，翻起颞肌，敞开引流
颞下间隙感染	医源性、周围间隙感染	颧弓中分上下，不明显	口内翼下颌韧带外侧	中、重度	压痛点局限	口内切口：上颌结节外侧前庭沟黏膜转折处切开，沿下颌升支喙突内侧向后上分离至脓腔。口外切口：沿下颌角下做弧形切口，向上分离通过下颌升支后缘与翼内肌之间至脓腔
舌下间隙感染	外伤、导管结石、下颌前牙感染	口底舌下肉阜下方	舌下肉阜区	轻度或无	波动感	于肿胀明显或波动区平行于下颌骨切开黏膜，钝性分离进入脓腔引流
咽旁间隙感染	磨牙感染、周围间隙扩散	颈上部、口内咽旁	口内翼下颌韧带内侧	轻中度	压痛点局限、波动感	穿刺确诊后于翼下颌皱襞稍内侧纵行切开黏膜层，血管钳沿翼内肌内侧钝性分离进入脓腔
颏下间隙感染	下颌前牙感染、淋巴结炎	颏下区域	颏下肿胀区域	无或轻度	凹陷性水肿、波动感	颏下肿胀最突出部位作平行于下颌骨下缘的切口

续表

筋膜间隙	来源	肿胀部位	压痛、穿刺部位	张口受限	脓肿形成征象	切开部位
口底多间隙感染	继发于其他口底间隙感染	口底及颏部	局部凹陷性水肿或波动感/捻发感	轻中度,开殆	波动感、凹陷性水肿	根据肿胀范围在口外切开,如肿胀范围广泛或出现呼吸困难,则应广泛切开可于双侧下颌下、颏下作与下颌骨相平行的衣领形或倒T形切口

【临床表现】

1. 感染初期临床表现以局部红、肿、热、痛为主。

2. 感染累及升颌肌肉时可有明显张口受限,脓肿形成后,扪诊常有凹陷性水肿或波动感,是其诊断的重要特征。

3. 深部脓肿一般难以查到波动感,但有明确的压痛点,按压脓肿区表面皮肤常出现不能马上恢复的凹陷性水肿,此外,还可通过穿刺法协助诊断。

【治疗原则及方案】

1. 治疗原则　间隙感染一旦确诊应切开引流,同时辅助抗感染治疗。

2. 治疗方案　切开位置及方法见表2-6-1,应同时进行全身治疗,包括全身支持治疗和抗菌药物的使用。炎症好转后,针对牙源性感染应及时治疗病灶牙,防止复发。

第七节　颌骨骨髓炎

【概论】

颌骨骨髓炎(osteomyelitis of jaws)是由于细菌感染、物理或化学因素引发的包括骨膜、骨密质、骨松质、骨髓及骨髓腔内血管、神经的颌骨炎症病变。急诊常见的一般是细菌感染引起的化脓性颌骨骨髓炎,根据病因和病变特点可分为中央型颌骨骨髓炎和边缘性颌骨骨髓炎。

【临床表现】

1. 中央型颌骨骨髓炎　常由根尖周炎症造成,急性期表现为病变区牙剧烈疼痛、牙松动、软组织肿胀、下唇麻木等,可伴有全身中毒症状。慢性期 X 线可见病变明显,有大块死骨形成,与周围骨质分界清楚或伴有病理性骨折。

2. 边缘性颌骨骨髓炎　常由第三磨牙冠周炎引发的间隙感染导致,好发于下颌支及下颌角。早期临床表现与咬肌间隙和翼下颌间隙感染相似,因此常被忽视,如未得到有效治疗可发展为慢性期,表现为腮腺咬肌区弥漫型肿胀,局部组织坚硬,轻微压痛,无波动感,病程长,容易反复发作。慢性期 X 线可见骨皮质疏松脱钙或骨质反应性增生,死骨块小,与周围骨质无明显分界。

【鉴别诊断】

早期边缘性骨髓炎症状和间隙感染类似,脓肿切开引流时应注意探查骨面,如发现骨面粗糙,则应注意边缘性骨髓炎可能并拍 X 线片检查。

【治疗原则及方案】

1. 治疗原则　化脓性颌骨骨髓炎一般伴有明显全身症状,首先应给予足量、有效的抗生素,并注意全身支持治疗。如有死骨形成则应进行手术清除死骨。

2. 治疗方案

（1）如判断有脓肿形成,应及时拔除病灶牙及相邻松动牙,使脓液从牙槽窝引流。如拔牙未能达到引流目的,症状未减轻,可考虑凿去部分骨外板,达到充分引流的目的。

（2）出生后 3 个月内的婴儿发生的化脓性颌骨骨髓炎称为新生儿颌骨骨髓炎,除了必要的全身支持治疗和抗炎治疗外,形成脓肿后应及时切开引流。

第八节　面颈部淋巴结炎

【概论】

面颈部有丰富的淋巴组织,汇集口腔、颌面部回流的淋巴液。颌面部皮肤损伤、牙源性感染及口腔感染可引发面颈部淋巴结炎(lymphadenitis of face and neck)。根据致病菌种类可分为化脓性淋巴结炎(suppurative lymphadenitis)和结核性淋巴结炎(tuberculous lymphadenitis)。

【临床表现】

1. 多继发于牙源性感染及口腔感染,也可来源于颌面损伤、皮肤疖痈。小儿多由上呼吸道或扁桃体感染引起。

2. 急诊常见的一般为急性化脓性淋巴结炎,早期表现为局部淋巴结肿大、变硬、自觉疼痛,但可以移动。

3. 脓肿形成后,炎症突破淋巴结包膜表现为相应区域皮肤充血、变硬、肿胀,与周围组织粘连,不能移动,可有凹陷性水肿,浅表者可扪及波动感。可伴有明显全身症状如发热、寒颤、头痛、全身无力、食欲减退等。如治疗不及时可能出现全身中毒症状。

4. 实验室检查可有白细胞计数上升,中性粒细胞比例增多等。结核性淋巴结炎可行结核杆菌测试。

【鉴别诊断】

1. 化脓性下颌下腺炎(pyogenic submandibular sialadenitis) 化脓性下颌下腺炎导管口乳头有红肿炎症,可有脓液挤出,可与化脓性下颌下淋巴结炎鉴别。B超检查结果可辅助诊断。

2. 恶性淋巴瘤、唾液腺混合瘤及颈部转移性癌 通过临床表现及B超、CT等检查进行鉴别,必要时可手术摘除淋巴结做病理检查明确诊断。

【治疗原则及方案】

1. 治疗原则 急性淋巴结炎初期可保守治疗,全身给抗菌药物,局部热敷等。

2. 治疗方案 如脓肿形成应及时切开引流,同时处理原发病灶。如淋巴结肿大明显或需要病理诊断时,也可考虑手术摘除。

(刘　显　李　博)

第七章

口腔黏膜相关疾病急诊诊疗常规

第一节　急性疱疹性龈口炎

【概述】

急性疱疹性龈口炎（acute herpetic gingivostomatitis）是由单纯疱疹病毒感染引起的口腔黏膜原发损害,好发于 6 岁以下的儿童（详见儿童口腔章节）,也可见于青少年和成人,感染的患者及带病毒者为传染源,主要通过飞沫、唾液及疱疹液接触而感染。

【临床表现】

人体感染单纯疱疹病毒后的疾病进程大致可分为四个阶段,各阶段的典型临床表现如下:

1. 前驱期　潜伏期 4~7 天,然后出现发热、头痛、疲乏不适、全身肌肉疼痛、甚至咽喉肿痛、下颌下和颈上淋巴结肿大、触痛等类似感冒的症状,约 1~2 天后,口腔黏膜广泛充血水肿。

2. 水疱期　出现成簇小水疱,可发于口腔黏膜任何部位,乳磨牙（成人前磨牙）牙龈及相应腭黏膜常见。水疱壁薄,透明,极易破溃,患者于水疱期就诊者少见。

3. 糜烂期　成簇小水疱破溃、融合,以致大面积糜烂,由于渗出较多及继发感染,表面覆盖假膜多较厚、色黄,多数患者前来口腔科就诊时处于糜烂期。

4. 愈合期　糜烂面缩小、愈合,少数情况下,原发感染可能在体内广泛播散,以致引起脑炎、脑膜炎以及其他危及生命的并发症。

【诊断要点及鉴别诊断】

1. 诊断要点　一般通过典型临床表现即可作出诊断。

2. 鉴别诊断

（1）疱疹样阿弗他溃疡（herpitic aphthous ulcer）：损害为散在分布的多个小溃疡，具有"红、黄、凹、痛"等症状，好发于唇、颊、舌、软腭等口腔内角化程度较差的黏膜，不累及口周皮肤，病程反复。

（2）三叉神经带状疱疹（trigeminal herpes zoster）：由成人感染水痘-带状疱疹病毒引起，出现的水疱较大，沿三叉神经分支聚集成簇分布，一般不超过中线，疼痛剧烈，愈后可遗留神经痛。

（3）手-足-口病（hand-foot-mouth disease）：常见病原体为柯萨奇病毒A16型及肠道病毒71型，口内黏膜任何部位、手掌、足底均可出现水疱、丘疹，口内水疱迅速破裂，形成溃疡，呈散在分布，无融合趋势。

（4）疱疹性咽峡炎（herpangina）：是感染柯萨奇病毒A4型所致，病损表现同疱疹性龈口炎，初起成簇小水疱，后迅速破裂形成溃疡，但是仅累及口腔后份，如软腭、扁桃体、悬雍垂等，且全身反应及前驱期症状较轻。

（5）多形性红斑（erythema multiforme）：多为红斑或水疱，然后很快表皮脱落，呈鲜红糜烂面，渗出多，表面常有较厚的假膜覆盖；病损易出血，在唇部常形成较厚的黑紫色血痂。

【治疗原则及方案】

1. 治疗原则　急性疱疹性龈口炎具有自限性，症状较轻的患者以局部用药为主，症状较重的患者可配合全身用药。

2. 治疗方案

（1）全身用药：出现症状后72小时内，可口服阿昔洛韦，每次200mg，每天5次，连续5~7天；成人也可口服伐昔洛韦，每次300mg，每天2次，连续3~7天。肾功能不全者可酌情减量。病情较轻，或就诊时病程已超过5天的患者，不建议使用抗病毒药物。

（2）局部用药：以消炎止痛、抗菌、防腐为主。含漱液可选用0.1%氯己定液，每日3次；涂敷制剂可选用糖皮质激素制剂，如地塞米松口腔贴膜、曲安奈德口腔软膏等涂敷患处，每日3次。

（3）支持治疗：病情严重者应卧床休息，保持电解质平衡，补充维生素B、C等，补充营养。进食困难者可静脉输液。对全身症状较重，怀疑有全身播散性病毒感染或继发性细菌感染的患者，应建议其至综合性医院就诊。

第二节　三叉神经带状疱疹

【概述】

带状疱疹（herpes zoster）由水痘 - 带状疱疹病毒引起,该病毒侵犯儿童可引起水痘,水痘痊愈后,少数病毒可潜伏在脊神经节或三叉神经节内,不能被清除,当机体抵抗力低下时,病毒即大量繁殖,引起神经节炎症,同时沿神经轴索下行到神经支配的皮肤黏膜细胞内增殖,引发带状疱疹。

【临床表现】

1. 前驱期常有乏力、低热等症状,在发疹部位出现疼痛、烧灼感,可出现牙痛。

2. 损害一般不超越中线,沿神经走向呈带状分布。皮肤损害初为红斑,数小时后在红斑上出现水疱,可汇合形成大疱,严重者可形成血疱或脓疱。数日后,疱液浑浊逐渐吸收,形成痂壳,一般不留瘢痕。口腔黏膜损害初为红斑、成簇水疱,水疱迅速破裂后,形成大面积溃疡,由于渗出较多,常覆盖较厚的假膜。

3. 三叉神经第一支感染除累及额部皮肤外,可累及角膜,甚至引起失明;第二支累及唇、腭及颞下部、颧部、眶下皮肤;第三支累及舌、下唇、颊及颏部皮肤。此外,病毒侵入膝状神经节后可出现外耳道或鼓膜疱疹,表现为耳痛、面瘫及愈后听力障碍,即 Ramsay-Hunt 综合征。

4. 常遗留神经痛,老年患者可持续半年以上。

【诊断要点】

根据特征性临床表现,如沿神经走向分布的单侧皮肤 - 黏膜疱疹及剧烈疼痛,一般易于诊断。应注意与单纯疱疹及疱疹性咽峡炎等鉴别,详见本章第一节。

【治疗原则及方案】

1. 治疗原则　缓解急性期疼痛,促进病损愈合,限制感染的扩散,预防或减轻并发症。

2. 治疗方案

（1）全身用药

1）抗病毒药物:可选用阿昔洛韦（每次 400mg,每天 5 次,服用 7 天）、伐昔洛韦（每次 300mg,每天 2 次,服用 7 天）、泛昔洛韦（每次 250mg,每天 3 次,服用 7 天）等,肾功能不全者可酌情减量。

2）免疫调节药物：早期使用短疗程小剂量泼尼松（常用方案为每次30mg，晨起顿服，服用 7 天），可降低宿主炎性反应，减少组织损伤，尤其对防止持久性脑神经麻痹和严重的眼部疾患有积极意义，但不能用于有禁忌证或有严重并发症者，且必须同时进行系统性抗病毒治疗。

3）止痛药物：可选用非甾体类镇痛药，如扑热息痛（对乙酰氨基酚）1.5~2g/d，疼痛较重的可建议其至疼痛专科就诊。

（2）局部用药：以消炎止痛、抗菌、防腐为主。含漱液可选用 0.1% 氯己定液，每日 3 次；涂敷制剂可选用糖皮质激素制剂，如地塞米松口腔贴膜、曲安奈德口腔软膏等涂敷患处，每日 3 次；还可使用利多卡因或苯佐卡因凝胶以减轻局部疼痛。

（3）支持治疗：病情严重者应卧床休息，保持电解质平衡，补充维生素 B、维生素 C 等，补充营养。进食困难者可静脉输液。对于出现眼部病损和（或）耳部病损的患者，以及皮损严重的患者，应当给予口腔对症局部用药后建议患者于综合性医院相应科室就诊。

第三节　药物过敏性口炎

【概述】

药物过敏性口炎（allergic medicamentosus stomatitis）是药物通过口服、注射、吸入、敷贴或局部涂擦、含漱等不同途径进入过敏体质者机体内引起的黏膜及皮肤的超敏反应性疾病，常见的引起药物过敏性口炎的药物包括解热镇痛药、安眠镇静药、磺胺类药、抗生素类药等。

【临床表现】

1. 药物过敏性口炎临床表现为急性发作，可单发于口腔黏膜，也可伴皮肤及其他黏膜的病损。

2. 口腔病损多见于唇与颊、舌、腭黏膜，通常表现为大面积不规则充血发红、水肿、水疱、糜烂，伴大量渗出，口腔内的糜烂表面覆盖黄白色假膜，唇部的糜烂表面常因出血而形成较厚的紫黑色血痂。可引起疼痛、进食困难等症状。局部淋巴结可有肿大、压痛。

3. 皮肤病损好发于口唇周围、颜面部、四肢下部、手、足以及躯干等部位。

表现为红斑、丘疹、大疱等，最常见的是圆形红斑。皮肤病损以瘙痒为主，疼痛感不明显。

4. 药物过敏反应所致病损，若在同一部位，以同一形式反复发生，则称固定性药疹（fixed drug eruption）。口唇及口周皮肤是固定性药疹的好发部位。

5. 重型药物过敏反应，又称莱氏综合征（Lyell syndrome）或中毒性表皮坏死松解症（toxic epidermal necrolysis），可出现全身广泛性大疱，累及全身体窍黏膜（如眼睛、鼻腔、阴道、尿道、肛门等），严重时内脏受累，常因继发感染，肝肾功能障碍，电解质紊乱或内脏出血而死亡。

【诊断要点】

发病前可能有用药史，用药和发病时间有因果关系；口腔黏膜急性发作的红肿、红斑、起疱及大面积糜烂，渗出多，皮肤有红斑、疱疹及丘疹等病变；停用可疑致敏药物后，病损很快愈合。

【治疗原则及方案】

1. 治疗原则　尽可能地找出可疑致敏药物，立刻停用，尽量减少全身用药，以免引起新的过敏反应。

2. 治疗方案

（1）全身用药：常用药物包括肾上腺皮质激素如泼尼松（每次 15~30mg，晨起顿服）、抗组胺药如氯雷他定（每次 10mg，每天 1 次）、西替利嗪（每次 10mg，每天 1 次）等，口服，5~7 天为 1 个疗程。

（2）局部用药：口腔局部以对症治疗及预防继发感染为主。可用 0.1% 氯己定液等作唇部湿敷及含漱，每日 3 次。涂敷制剂可选用糖皮质激素制剂，如地塞米松口腔贴膜、曲安奈德口腔软膏等涂敷患处，每日 3 次；还可使用利多卡因或苯佐卡因凝胶以减轻局部疼痛。

（3）重型药物过敏性口炎应转入综合性医院进行治疗。

第四节　多形性红斑

【概述】

多形性红斑（erythema multiforme）又称多形性渗出性红斑，是黏膜皮肤的一种急性渗出性炎症性疾病，发病急，具有自限性和复发性，黏膜和皮肤可单独发病,也可同时发病,病损形式多样,如红斑、丘疹、疱疹、糜烂及结节等。

【临床表现】

任何年龄都可发病,以青壮年多见。常发于春、秋季节。起病急,病程2~4周,有自限性。临床表现可分为轻型和重型两种情况。

1. 轻型　一般无全身症状,发病前可有轻度头痛、低热、乏力、关节痛等症状。病损局限于皮肤和口腔黏膜。

(1)口腔病损:好发于唇、颊、舌、腭等部位。病损多为红斑或水疱,然后很快表皮脱落,呈鲜红糜烂面,表面有假膜覆盖;病损易出血,在唇部常形成较厚的黑紫色血痂;疼痛明显,影响进食、语言和吞咽。

(2)皮肤病损:好发于手掌、足背、头颈、颜面及四肢伸侧,常对称分布。表现为红斑、丘疹、水疱。典型的为虹膜状红斑(iris lesion),红斑的颜色呈同心性改变,中间色较鲜,边缘较暗,并在中心处出现粟粒大小的小水疱,继之破溃糜烂,又称为靶形红斑(target lesion)。

2. 重型　常有严重的全身症状。如高热、全身无力、肌肉痛、关节痛、头痛、咳嗽等,有的还有鼻炎、咽炎、结膜炎等。皮肤病损除红斑外还出现大疱、丘疹、结节等,疱破溃后形成大片糜烂面,疼痛明显。口腔黏膜病损与轻型类似但更严重。还可累及结膜、鼻腔、阴道、肠黏膜等,发生严重的糜烂及炎症。特别是眼睛的症状常常较严重。严重者可出现水电解质失调、失明、败血症。这种身体各腔孔受累的情况称为多窍糜烂性外胚层综合征,又称斯-约综合征(Steven-Johnson syndrome)。

【诊断要点及鉴别诊断】

1. 诊断要点　根据急性发病或反复发作、口腔黏膜病损、特异性皮肤靶形红斑等临床表现,一般不难诊断。

2. 鉴别诊断

(1)急性疱疹性龈口炎:临床表现为口腔黏膜上成簇的小水疱,可融合成疱,除了口周皮肤外一般无皮损。

(2)寻常型天疱疮(pemphigus vulgaris):无自限性,病程相对较长;临床表现为黏膜、皮肤的松弛性大疱或疱破溃后形成的糜烂面,部分边缘可见残留疱壁;口腔黏膜病损常为假膜较少的大面积不规则糜烂面。

【治疗原则及方案】

1. 治疗原则　去除可疑的诱发因素,对症支持治疗,缓解症状,促进愈合。

2. 治疗方案 参见药物过敏性口炎,用药应慎重,凡不急需之药可暂时不用,以防接触新的过敏原而加重过敏反应。重型患者应转入综合性医院皮肤科诊治。

第五节 血管神经性水肿

【概述】

血管神经性水肿(angioneurotic edema)是一种以表皮深层和皮下组织水肿为主要特点的皮肤黏膜病。

【临床表现】

发病急,症状持续数小时或数天后消失。好发于头面部疏松结缔组织处,如唇、舌、眼睑、耳垂、咽喉等。表现为突发性局限性水肿,肿胀区界限不明显,扪之较韧且有弹性,患者无疼痛,仅有紧绷感。发生于咽喉者可导致气道阻塞甚至死亡。肿胀可在几分钟或十几分钟内形成,在几十分钟、数小时或 1~2 日内消失。

【诊断要点及鉴别诊断】

1. 诊断要点 根据急性发病或反复发作,颌面部结缔组织疏松处肿胀等典型临床表现,病损消退迅速等特点,一般不难诊断。

2. 鉴别诊断 血管神经性水肿需与颌面部蜂窝织炎(cellulitis)鉴别,后者病因多为牙源性细菌感染,可找出病源牙,肿胀发生缓慢,病区有红肿、发热、触痛,肿胀可有凹陷性水肿,不经治疗不会自行消退;若病变发展可形成脓液,并在晚期溢出脓液;除肿胀外,多伴有全身症状,发热可达 38℃以上,白细胞计数增高,抗生素治疗有效。

【治疗原则及方案】

1. 治疗原则 停用可疑药物或食物,避免诱发因素侵袭,防止复发。

2. 治疗方案

(1)全身用药治疗参见药物过敏性口炎,局部一般无需治疗。

(2)伴有喉头水肿和呼吸困难的病例,可于皮下注射 0.1% 肾上腺素 0.25~0.5ml,有心血管系统疾病、甲亢的患者慎用;同时密切观察病情,必要时入院治疗。

第六节　创伤性血疱

【概述】

创伤性血疱（traumatic mucosal hematoma）是指因食用过烫食物、咀嚼大块干硬食物或吞咽过快、咬伤所致的口腔黏膜血疱。

【临床表现】

1. 因急食擦伤或烫伤引起的血疱多位于软腭和软硬腭交界处，血疱迅速扩大，疼痛不明显，有异物感，初起时疱液鲜红，旋即变为紫黑色，疱壁薄，容易破裂，破裂后形成鲜红色基底的糜烂或溃疡，疼痛明显，影响吞咽。

2. 因咬伤引起的创伤性血疱常位于口角区、双颊咬合线区域或舌缘，疱壁常常较厚，疱破后形成溃疡和糜烂面，愈合较快。

【诊断要点及鉴别诊断】

1. 诊断要点　根据创伤史及临床表现，一般不难诊断。

2. 鉴别诊断　血小板减少性紫癜（thrombocytopenic purpura）常无明显的创伤史，血疱常为多发，可伴有皮肤瘀点、瘀斑，血常规检查血小板计数极低。

【治疗原则及方案】

1. 治疗原则　对症治疗，防止继发感染，预防窒息等严重并发症。

2. 治疗方案

（1）应急处理：血疱过大可能影响呼吸者，在排除血液病前提下，可用无菌针筒抽取疱血，或刺破疱壁流去淤血。

（2）局部用药：较局限的创伤性血疱一般无需处理，对于已破溃形成糜烂面者，可用 0.1% 氯己定液含漱，每天 3 次，涂敷制剂可选用糖皮质激素制剂，如地塞米松口腔贴膜、曲安奈德口腔软膏等涂敷患处，每日 3 次；还可使用利多卡因或苯佐卡因凝胶以减轻局部疼痛。

第七节　血小板减少性紫癜

【概述】

血小板减少性紫癜（thrombocytopenic purpura）是一种由血小板减少引起的出血性疾病。

【临床表现】

口腔表现为牙龈自发性出血，刷牙、吮吸等轻微刺激即加重出血。口腔黏膜特别是颊、舌容易出现大小不等的多个瘀点、瘀斑、血疱或血肿。血肿可自行破溃或由于食物摩擦而破裂出血，遗留边缘清楚的圆形或椭圆形糜烂面。皮肤表现为瘀点、瘀斑、血疱或血肿，可伴鼻出血、月经过多。严重者可出现内脏出血。

【诊断要点及鉴别诊断】

1. 诊断要点　根据临床表现和血常规检查可作出诊断。

2. 鉴别诊断　创伤性血疱一般有急食擦伤或咬伤史，血疱多为单发，不伴皮损，血常规检查血小板常无明显减少。

【治疗原则及方案】

1. 治疗原则　患者血小板严重下降，出血风险高，一旦作出诊断，应将患者尽快转入综合性医院血液科进一步检查和治疗。

2. 治疗方案　口腔局部可给予消炎防腐类漱口液（如 0.1% 氯己定液等）含漱。

（但红霞）

第八章

义齿修复相关急诊诊疗常规

第一节　牙体制备后疼痛

【概述】

牙体制备后出现疼痛多见于活髓牙牙髓损伤,造成急性牙髓炎引起疼痛急诊就诊。

【临床表现】

主诉可有自发痛,夜间痛,冷和(或)热刺激疼痛,有延迟痛。检查可见暂时修复体或永久修复体,X线片显示制备近髓或不近髓或无法显示。

【诊断要点】

具有典型的疼痛症状,有活髓牙牙体制备的病史。

【鉴别诊断】

要区别疼痛是否其他邻近牙来源。

【治疗方案】

诊断和定位清楚,可以行开髓失活术。

第二节　固定修复体脱落

【概述】

固定修复体脱落,患者可因基牙暴露敏感、担心误吞或误吸、美容等原因急诊就诊。

【临床表现】

检查固定修复体脱落,基牙裸露、龋坏、折断等。

【诊断要点】

通过主诉和检查即可诊断。

【治疗方案】

非急诊适应证建议转门诊相关科室处置。但要提醒患者不要自行安装脱落的固定修复体,以免造成误吞、误吸,尽快门诊就诊。

（杨　征）

第三篇

口腔急诊治疗技术
操作常规

第一章

儿童口腔疾病急诊操作常规

第一节　乳牙开髓引流术

【概述】

常用于缓解乳牙急性牙髓炎或急性根尖周炎的疼痛,敞开根管系统,引流根管渗出物的应急处理技术。

【适应证】

1. 乳牙急性牙髓炎应急处理时,患儿不能配合行牙髓摘除术,且髓腔渗出较多者。

2. 乳牙急性根尖周炎伴间隙感染者。

【禁忌证】

并发含牙囊肿或滤泡囊肿。

【操作步骤】

1. 术前建议拍摄 X 线,以了解牙髓腔位置及大小,髓室顶的形状及顶底距离,髓角高度,乳牙根吸收情况,乳牙下方的恒牙胚发育状况等。

2. 家长知情同意并签署知情同意书。

3. 局部麻醉　根据具体情况可选择牙周膜麻醉或局部浸润麻醉等。

4. 开通髓腔,充分暴露开髓孔,建立足够的引流通道。

5. 在窝洞内放置镇痛消炎药,如丁香油棉球或直接放置干棉球,开放引流。

【注意事项】

1. 注意避免局麻并发症,向患儿家长交待局麻后注意事项。

2. 开放引流术后医嘱　术后患牙症状略有缓解,勿用患牙咬合,避免冷热刺激；如暂封棉球脱落或被患儿吞咽，无需特殊处理。

3. 复诊建议

（1）乳牙急性牙髓炎开放处理术后：建议患儿 1~2 日后复诊，行牙髓失活术或牙髓摘除术。

（2）乳牙急性根尖周炎伴间隙感染者：建议患儿全身抗感染治疗 3~5 天，待面肿消退后复诊，视情况行牙髓摘除术或乳牙拔除术。

第二节　乳牙牙髓失活术及摘除术

【概述】

通过根管预备和药物消毒去除感染物质对乳牙根尖周组织的不良刺激，并用可吸收的根管充填材料充填根管，防止发生根尖周病或促进根尖周组织愈合的治疗技术。

【适应证】

1. 牙髓炎症涉及根髓，不宜行牙髓切断术的患牙。

2. 乳牙急性牙髓炎应急处理时，若患儿能够配合，首选牙髓摘除术，若患儿不能配合行牙髓摘除术者，髓腔开通后渗出较少者。

3. 牙髓坏死而应保留的乳牙。

4. 乳牙根尖周炎但具有保留价值的乳牙。

【禁忌证】

1. 患牙龋损面积大，无法修复。

2. 乳牙髓底穿孔。

3. X 线片检查根管有明显的内吸收，或生理性根吸收超过根长的 1/2。

4. 乳牙急性牙髓炎如出现上述情况，建议拔除患牙。

【操作步骤】

具体参考"儿童口腔疾病急诊诊疗常规"。

【注意事项】

具体参考"儿童口腔疾病急诊诊疗常规"。

第三节　年轻恒牙急性牙髓炎的应急处理

【适应证】

年轻恒牙急性牙髓炎（牙髓弥漫性感染）时，若患儿能够配合，首选牙髓摘除术。

【操作步骤】

1. 术前建议拍摄 X 线片　最好采用平行投照技术，以方便测定根管工作长度。X 线片可以观察龋坏的深度，特别是潜行性龋和隐匿性龋，观察龋坏和髓腔的关系，有无修复性牙本质形成，了解髓腔的位置及大小，髓室顶的形状及顶底距离，髓角高度，牙根发育状况，有无根尖周病变及根尖周病变的程度等。

2. 家长知情同意并签署知情同意书。

3. 局部麻醉　根据具体情况可选择牙周膜麻醉或局部浸润麻醉等。

4. 常规备洞开髓　备洞开髓的位置和大小应尽可能使器械直线方向进入根管。

5. 确定工作长度　常用的根管长度测量仪不适用于年轻恒牙，临床上一般参考平行投照技术拍摄的 X 线片，比照 X 线片根尖末端上方 2mm 处作为止点确定年轻恒牙根管工作长度。

6. 摘除感染的牙髓

（1）坏死牙髓的清除：打开髓腔若有明显异味者，多见于年轻恒牙慢性根尖周炎急性发作者，应清除全部牙髓。

（2）清除部分感染的牙髓：年轻恒牙急性牙髓炎患牙在根方可能会存在生活牙髓，要尽量保存，此类患牙在打开髓腔时多有血性渗出物。用拔髓针或 15# K 锉或 H 锉插入根管的冠 1/3 处，轻搅荡洗后用次氯酸钠冲洗液冲出。若渗出停止，则可以保留下方的牙髓组织；若渗出继续，则继续向根方拔髓，直至渗出停止。

7. 根管预备　主要是通过化学方法去除根管内感染物质，要避免过度的机械预备切削牙本质，防止侧穿；根管冲洗时注意不要加压，以免将感染物质推出根尖。

8. 根管消毒 急性牙髓炎拔髓,根管预备后,建议行冠方封闭,即干燥根管,封消毒力强、刺激性小的药物于根管内,如氢氧化钙制剂、樟脑酚、碘仿糊剂或抗生素糊剂等。应避免使用刺激性药物,如甲醛甲酚、戊二醛等。采用玻璃离子水门汀、聚羧酸水门汀或磷酸锌水门汀封洞。

【注意事项】

1. 注意避免局麻并发症,向患儿家长交待局麻后注意事项。

2. 年轻恒牙的 X 线影像在根尖部有边界清晰、局限性的透影区(牙乳头),这是牙根形成过程中的正常影像,应与根尖部的病变进行鉴别。

3. 因年轻恒牙根尖孔开敞,临床上不易确定准确的工作长度,为避免器械超出根尖孔而刺激根尖牙乳头,工作长度应严格限制,宁欠勿超。

4. 年轻恒牙的预备以化学预备为主,清理坏死牙髓时应辅以大量冲洗液反复冲洗,避免坏死牙髓残留在根管内。年轻恒牙根尖孔处于开放状态,清理根管内的坏死物后即可建立根尖引流通路,不需刻意刺破根尖孔,避免损伤根尖牙乳头或将根管内的感染物质推至根尖周组织。

5. 肿胀和疼痛加重 摘除牙髓不完全,或炎性渗出物不断增加、脓液引流不畅时,可能会使疼痛或肿胀加重。此时应重新打开髓腔,清理根管,如根管内持续有脓液流出,则需开放髓腔数日;当患牙根尖区肿胀,局部可以扪及脓肿的波动感时,应及时切开脓肿,建立引流。

6. 复诊建议 髓腔封药者建议患儿 7~10 日后复诊,行根尖诱导成形术或牙髓血运重建术。

第四节 年轻恒牙急性根尖周炎的应急处理

【适应证】

年轻恒牙急性根尖周炎应急处理时,若患儿能够配合,首选牙髓摘除术。若患儿不能配合,且伴发全身感染症状者,建议行开髓引流术。

【操作步骤】

1. 术前建议拍摄 X 线片确定测定根管工作长度。

2. 家长知情同意并签署知情同意书。

3. 局部麻醉。

4. 常规备洞开髓。

5. 确定工作长度。

6. 清除全部感染的牙髓。

7. 根管预备。

8. 根管消毒和髓腔开放。

（1）无明显渗出的急性根尖周炎患牙,拔髓后不主张开放,建议进行根管预备后,干燥根管,封消毒力强、刺激性小的药物于根管内,如氢氧化钙制剂、樟脑酚、碘仿糊剂或抗生素糊剂等,应避免使用刺激性药物,如甲醛甲酚、戊二醛等。采用玻璃离子水门汀、聚羧酸水门汀或磷酸锌水门汀封洞。

（2）若急性根尖周炎的患牙根管内有明显渗出和脓液流出,尤其是急性根尖周炎伴间隙感染者,则需在髓腔内放置丁香油小棉球,开放髓腔3~5天,再做进一步治疗。

【注意事项】

同"第三节 年轻恒牙急性牙髓炎的应急处理"。

第五节　年轻恒牙牙本质折间接盖髓术

【概述】

年轻恒牙因牙本质小管粗大,故间接盖髓术是年轻恒牙外伤致牙本质暴露者常用的保护牙髓、封闭牙本质小管的治疗技术。

【适应证】

年轻恒牙牙本质折近髓。

【操作步骤】

1. 术前建议拍摄 X 线片,最好采用平行投照技术。X 线片可以判断断端近髓位置、牙髓腔的位置及大小、髓室顶的形状及顶底距离、髓角高度、牙根发育状况牙周状况等。

2. 家长知情同意并签署知情同意书。

3. 局部麻醉　根据具体情况可选择牙周膜麻醉或局部浸润麻醉等。

4. 患牙隔离,清洁牙面　最好采用扩口器和橡皮障隔湿,避免唾液污染,采用慢速手机和小毛刷清洁牙面。

5. 间接盖髓 在剩余牙体断面唇面和舌面制备釉质斜面或适当的固位型。用氢氧化钙等制剂覆盖外伤近髓的牙本质,促进修复性牙本质形成。

6. 充填 外伤患牙行前牙美容修复。

【注意事项】

1. 注意避免局麻并发症,向患儿家长交待局麻后注意事项。

2. 注意修复体的密合性。

3. 术后疼痛 术后若出现自发痛,夜间痛则提示慢性牙髓炎,建议行年轻恒牙活髓切断术。术后若有冷热刺激痛提示可能充填体不密合。

4. 治疗后避免冷热刺激,避免用患牙咀嚼,咬硬物,但需正常刷牙,保持口腔卫生。

5. 复诊建议 建议患儿 1 个月后复诊拍片,观察牙髓状况,不适随诊。

第六节 年轻恒牙外伤露髓后直接盖髓术

【概述】

直接盖髓术是年轻恒牙外伤露髓后常用保存全部生活牙髓的治疗技术。

【适应证】

年轻恒牙外伤露髓小于 1 小时内,露髓孔小于 1mm,露髓孔表面无严重污染物。

【操作步骤】

同《儿童口腔科诊疗与操作规范》中年轻恒牙牙髓治疗技术的直接盖髓术。

【注意事项】

1. 注意避免局麻并发症,向患儿家长交待局麻后注意事项。

2. 露髓孔避免用高压气枪强力吹干,减少对牙髓的刺激。

3. 注意盖髓剂放置范围仅限于露髓孔,避免过多覆盖牙本质而缩减粘接面积,盖髓剂轻柔覆盖牙髓暴露面,切忌向髓腔方向加压。

4. 治疗后避免冷热刺激,避免用患牙咀嚼,咬硬物,但应正常刷牙,保持口腔卫生。

5. 复诊建议　建议患儿 1 个月后复诊拍片,观察牙髓状况,不适随诊。

第七节　断冠粘接修复术

【概述】

适用于牙外伤后折断线最低点在牙槽嵴顶之上,断冠保存较完整的患牙,通过口腔科材料将龈上断端与根方牙体粘接。

【操作步骤】

同《儿童口腔科诊疗与操作规范》中牙外伤治疗技术的断冠粘接修复术。

【注意事项】

1. 注意避免局麻并发症,向患儿家长交待局麻后注意事项。

2. 治疗后避免冷热刺激,避免用患牙咀嚼,咬硬物,但应正常刷牙,保持口腔卫生。

3. 复诊建议　建议患儿 1 月后复诊拍片,观察牙髓状况,不适随诊。

第八节　年轻恒牙牙髓切断术

【概述】

年轻恒牙牙髓切断术是年轻恒牙露髓后切除部分牙髓,保存部分活髓的治疗技术。

【适应证】

外伤性露髓的年轻恒牙,不能行直接盖髓术者。

【禁忌证】

牙髓完全坏死或发生根尖周炎的年轻恒牙。

【操作步骤】

1. 术前建议拍摄 X 线片　最好采用平行投照技术,X 线片可以判断断端近髓位置,牙髓腔的位置及大小,髓室顶的形状及顶底距离,髓角高度,牙根发育状况,牙周状况等,检查外伤牙牙髓活力和松动情况排除牙齿根折和移位。

2. 家长知情同意并签署知情同意书。

3. 局部麻醉　根据具体情况可选择牙周膜麻醉或局部浸润麻醉等。

4. 术区隔离　最好采用扩口器和橡皮障隔湿,避免唾液污染。

5. 清洁牙面和露髓孔　采用生理盐水或 0.1% 氯己定棉球擦拭牙冠表面污物和牙本质碎屑,避免将污染物推向露髓孔,露髓孔用生理盐水棉球轻轻擦拭。

6. 切除感染的牙髓　高速球钻扩大穿髓孔,用锐利挖匙或球钻去除感染的冠髓。随着牙髓生物学研究的进展,有学者提出了一种保存更多牙髓组织的方法,即部分牙髓切断术(partial pulpotomy)。部分牙髓切断术只需去除露髓孔下方炎症性或感染性牙髓组织,保留所有未被感染的健康牙髓组织。

7. 冠髓切断后用大量生理盐水冲洗断面,然后用生理盐水湿棉球轻压牙髓断面 1 分钟,止血后氢氧化钙制剂或 MTA 覆盖牙髓断面。

8. 玻璃离子水门汀覆盖暴露的牙本质。

9. 断冠粘接修复术或复合树脂修复牙体外形。

【注意事项】

1. 年轻恒牙外伤露髓孔无论大小,如露髓时间超过 24 小时,患牙无临床症状,无异常动度及叩痛,无牙龈肿胀等炎症症状,X 线片显示无明显根尖周异常,可试行活髓切断术,在术中进一步判断根髓感染状况,确定可行性。

2. 当露髓孔较小,或只有髓角暴露,可以先行部分冠髓切断术,在术中进一步判断冠髓感染状况,确定部分冠髓切断术,还是冠髓切断术。

3. 去除冠髓后,生理盐水湿棉球轻压牙髓断面 1 分钟,若剩余牙髓断面出血少,颜色鲜红说明剩余牙髓无明显感染;若不能止血,则再向根方切断部分牙髓,再进行观察和评估。

4. 露髓孔避免用高压气枪强力吹干,减少对牙髓的刺激。

5. 注意盖髓剂放置范围仅限于露髓孔,避免过多覆盖牙本质而缩减粘接面积,盖髓剂轻柔覆盖牙髓暴露面,切忌向髓腔方向加压。

6. 注意避免局麻并发症,向患儿家长交待局麻后注意事项。

7. 治疗后避免冷热刺激,避免用患牙咀嚼,咬硬物,但需正常刷牙,保持口腔卫生。

8. 复诊建议　建议患儿 1 个月后复诊拍片,观察牙髓状况,不适随诊。

第九节　年轻恒牙全脱出的再植术

【概述】

年轻恒牙全脱出的再植术是通过将已经过必要治疗的全脱出年轻恒牙还纳入牙槽窝,并进行牙周固定的技术。

【适应证】

外伤导致全脱出位的年轻恒牙。

【禁忌证】

1. 脱位牙离体时间过长,牙槽窝血凝块已经机化并有肉芽组织形成。

2. 患牙牙槽窝大面积的牙槽骨或软组织丧失。

3. 全脱出牙齿大面积龋坏或牙周组织破坏严重。

4. 不能配合治疗的特殊儿童。

【操作步骤】

同《儿童口腔科诊疗与操作规范》中牙外伤治疗技术的年轻恒牙全脱出的再植术。

【注意事项】

1. 再植牙的牙髓处理　全脱出年轻恒牙施行再植术后的牙髓处理常难以选择,一方面希望保存活髓使牙根继续发育,同时可提高再植术的成功率;另一方面,由于全脱出的牙齿牙髓血管完全断裂,再植后牙髓成活的机会很小,一味地保留牙髓可造成根尖周组织感染,引发根内外吸收,导致再植术失败。牙根未发育完成的全脱出牙若能够迅速再植,其血管存在再生成的机会。一般来说,牙根发育在 NOLLA Ⅷ 以上时,建议实施根尖诱导成形术;对更加"年轻"的恒牙可试保留牙髓,密切观察牙髓的活力。

2. 调𬌗的目的是为了避免患牙早接触而受到二次损伤,以前讲究完全脱离接触,现在认为可以保留一点接触,但绝对不能早接触。调𬌗尽可能调改患牙,少调磨对颌牙。

3. 如果脱出牙污染较重,而且不确定感染破伤风的可能,应注射抗破伤风毒素。

4. 注意避免局麻并发症,向患儿家长交待局麻后注意事项。

5. 治疗后避免冷热刺激,避免用患牙咀嚼,咬硬物,但需正常刷牙,保持口腔卫生。

6. 复诊建议　建议患儿2周后复诊拍片,观察牙髓状况,不适随诊。

第十节　外伤松动牙复位固定术

【概述】

外伤松动牙复位固定术是对外伤后移位松动患牙进行复位并弹性固定的技术,用于辅助外伤后牙周组织恢复。

【适应证】

1. 外伤所致的牙齿松动(半脱出)、移位、部分脱出或全脱出,需要复位者。

2. 牙根折致牙冠明显松动,但牙齿可以保留者。

3. 年轻恒牙挫入深度 >7mm,需外科手术复位者。

4. 单纯牙槽突骨折且不伴有颌骨骨折者。

【禁忌证】

1. 不建议保留的患牙。

2. 不建议外科手法复位,需待其自行萌出或需正畸牵引复位的患牙。

3. 不能配合治疗的特殊儿童。

【操作步骤】

同《儿童口腔科诊疗与操作规范》中牙外伤治疗技术的外伤松动牙复位固定术。

【注意事项】

1. 再植后应常规全身使用抗生素。

2. 对再植牙应进行长期观察,通过拍X线片和临床检查,观察牙齿预后,告知患儿及家长术后需到儿童口腔科定期复查。

3. 牙根发育在NOLLA Ⅷ以上时,建议实施根尖诱导成形术,而对处于更年轻阶段的恒牙可试保留牙髓,密切观察;告知患儿及家长术后需到儿童口腔科定期复查,再植牙应在再植后 2 周内即牙髓坏死分解前进行牙髓摘除术。

4. 治疗后避免冷热刺激,避免用患牙咀嚼,咬硬物,但应正常刷牙,保持口腔卫生。

（张　琼）

第二章

牙体牙髓疾病急诊操作常规

第一节　开髓引流术

【概述】

开髓引流术旨在通过穿通髓腔或扩大穿髓孔,降低腔内高压,建立引流通道,而达到止痛的目的。

【适应证】

主要适用于急性牙髓炎、急性根尖周炎的应急处理,缓解疼痛。

【操作方法及程序】

1. 术前拍摄 X 线片　了解牙齿髓腔位置及大小、髓室顶的形状及顶底距离、髓角高度、髓室有无钙化、是否存在髓石等。

2. 寻找开口,扩大洞口　使用高速裂钻揭除龋洞无基釉,使龋损病变区充分暴露。

3. 去净腐质　使用慢速手机,选用与窝洞大小适当的球钻小心去净腐质。为增加术区视野的清晰度,患牙的充填体或修复体建议一并去除。

4. 穿通髓腔　使用高速车针向髓腔方向扩展至髓腔穿通,穿髓孔直径应大于 1mm,以便建立有效的引流通道。

5. 髓腔引流　擦干窝洞,放置樟脑酚棉球。

【注意事项】

1. 穿通髓腔操作过程应断续进行,防止牙体意外穿孔,如已到达髓腔位置仍未发现穿髓孔,应停止操作,检查开髓位置是否存在偏差,必要时再拍摄 X 线片核实。

2. 牙体意外穿孔是最常见的并发症。开髓前应熟悉各组牙齿的髓腔解剖,并注意各组牙齿易发生牙体穿孔的部位。如发生穿孔,视发生位置及大小,立即或择期进行修补或拔除患牙。

3. 如开髓后渗血较多,应等待渗血减少后,再放置樟脑酚棉球。

4. 术后勿用患侧咀嚼,以免发生食物嵌塞痛。刷牙时勿触及窝洞,以免将棉球带出。一般建议次日复诊行进一步处理。

第二节　牙髓失活术

【概述】

牙髓失活术是应用化学药物制剂与牙髓创面紧密接触,引起牙髓血运障碍,最终导致牙髓组织坏死、丧失活力的方法。常用的失活剂有三聚甲醛或多聚甲醛等。

【适应证】

牙髓失活术多用于无法彻底拔除活髓的多根管后牙感染牙髓。

1. 多根管后牙慢性牙髓炎。

2. 多根管后牙外伤斜折、牙髓已暴露。

3. 多根管后牙牙髓部分坏死。

4. 多根管后牙急性牙髓炎已行开髓引流且症状缓解者。

【禁忌证】

年轻恒牙禁用。

【操作方法及程序】

1. 术前拍摄 X 线片　同“开髓引流术”。

2. 寻找开口,扩大洞口　同“开髓引流术”。

3. 去净腐质　同“开髓引流术”。

4. 穿通髓腔　同“开髓引流术”。

5. 封入失活剂　无明显渗血或渗血停止后,隔湿,将适量失活剂准确放置于穿髓孔处,紧贴在暴露的牙髓组织上,不可加压,暂封窝洞。

【注意事项】

1. 封失活剂前必须确认是穿髓孔,而非牙体意外穿孔。

2. 封失活剂前应评估穿髓孔与牙龈的距离是否安全;如距离较近,建议向远离牙龈方向扩大穿髓孔或在安全位置上重新制备穿髓孔。

3. 为防止失活剂泄漏而烧伤牙龈,建议邻面龋损制备成邻𬌗面洞,在清晰视野下进行封药,不建议单独制备邻面洞或𬌗面与邻面分别制洞;为防止将失活剂推离窝洞造成失活剂泄漏,邻面洞封药时可先用暂封材料做好假壁后再封入失活剂。开髓后如渗血不止,应暂时开放,次日再封失活剂。

4. 术后 24 小时内勿刷患牙,勿用患侧咀嚼;暂封物脱落随诊检查;封失活剂后大多数患者仍感疼痛,如疼痛明显可服止痛药,止痛效果不理想时随诊检查做进一步处置。根据失活剂种类不同,一般要求 7~14 天后复诊,取出失活剂,以免发生化学性根尖周炎。

5. 牙髓失活术可能引起的问题及处理

(1)封药后疼痛:疼痛严重可口服止痛药,或复诊去除封药,冲洗干净后置樟脑酚液或丁香油棉球止痛,待疼痛缓解后择期再封药,或改为局麻下拔髓。

(2)牙周组织损伤:轻者涂以碘甘油;重者应在麻醉下行外科清创,剪除或刮除坏死组织,用 3% 过氧化氢液及生理盐水反复交替冲洗,创面用碘仿纱条填塞,并使用抗感染药物。

第三节　拔　髓　术

【概述】

拔髓术是指使用拔髓针或扩锉针从髓室和根管内去除全部或大部分牙髓组织的方法。

一、活髓牙拔髓术

【适应证】

适用于急性牙髓炎或急性根尖周炎清除感染牙髓、建立引流通道的应急措施。

【操作方法及程序】

1. 局部麻醉。

2. 估测工作长度　用根管锉在术前拍摄的 X 线片上进行比照,大致确定根管工作长度。

3. 探查根管 根管冲洗液冲洗,小号(#08、#10、#15)K锉探查根管走向、弯曲程度及通畅状况,并建立拔髓针进入的通路。探入前常规将锉针尖端2~3mm预弯,探入时以90°~180°往返旋转、轻柔进入,深度达根尖1/3处,遇阻力停止,不能强行向根尖方向施压,不得超出根尖孔。遇根管不通时,应首先检查根管口是否存在阻力而使根管锉不能直线进入根尖1/3区,扩大根管口可解除非根管钙化造成的根管不通假象。

4. 拔髓 对于较粗直的根管可用拔髓针拔髓,对细小弯曲的根管则采用扩锉针将牙髓捻碎并清除。根管冲洗液冲洗,将拔髓针插入根管近根尖1/3处,顺时针旋转90°~180°拔出拔髓针,成形牙髓可随针完全拔出,不成形牙髓应反复2~3次。对细小根管,拔髓针无法探入,可用小号K锉或H锉。操作时建议伴随使用EDTA凝胶,并配合根管冲洗液大量冲洗。根管锉进入深度以根管近根尖1/3处为限,不能超出根尖孔。

【注意事项】

1. 拔髓前应检查拔髓针的状况,对生锈、弯曲、倒刺磨钝的拔髓针应弃用,以保证拔髓效果,并防止断针。拔髓动作宜轻柔,旋转角度不得超过180°,不能往返旋转,遇阻力不能强行插入,捻转时阻力过大则应退出,改用扩锉针去髓。

2. 为彻底清除残髓,如操作时间允许,患者全身情况理想的前提下,建议拔髓后直接进行常规根管预备,急诊条件下建议也能对根管进行初步预备(一般要求预备到#25锉)。

3. 牙髓炎和牙外伤等活髓牙拔髓后严禁开放,可于根管内封入氯己定棉球,根管粗大或根管预备后的患牙可于根管内封入氢氧化钙糊剂。

二、死髓牙拔髓术

【适应证】

适用于急性根尖周炎或慢性根尖周炎急性发作时,清除坏死牙髓、建立引流通道的应急措施。

【操作方法及程序】

1. 估测根管工作长度 同"活髓牙拔髓术"。

2. 清除坏死牙髓 用拔髓针或小号K锉或H锉小号(#08、#10、#15)插入根管的冠1/3处,轻搅荡洗后用冲洗液冲出,如此方法再插入根管中1/3处和根尖 1/3 处搅动荡洗,直至根管内冲出的液体清亮为止。

3. 探查根管　为避免将感染物推出根尖孔,死髓牙的根管探查一定在坏死牙髓清除后进行,余同"活髓牙拔髓术"。

4. 建立根管通路　测量工作长度,根管内注入根管冲洗液,小号 K 锉或 H 锉蘸取 EDTA 凝胶插入到根尖狭窄区,初步扩锉,根管冲洗液大量冲洗。

5. 根管引流　对于急性根尖周炎患者,在完成以上操作后,用小号 K 锉刺出根尖孔(勿反复多次刺出),有明显渗出和脓液流出时,根管内置入樟脑酚棉捻,开放 3~5 天。牙髓坏死及无明显渗出的急性根尖周炎患牙,拔髓后一般不主张开放,建议常规根管预备后,在髓腔内或根管内封入氢氧化钙糊剂。

第四节　盖　髓　术

一、间接盖髓术

【概述】

间接盖髓术为将盖髓剂覆盖在接近牙髓的牙本质表面,以保存牙髓活力的方法。

【适应证】

1. 深龋或楔状缺损出现可复性牙髓炎症状。

2. 深龋无可复性牙髓炎症状,但在备洞后根据深度判断窝洞已近髓。

3. 外伤、畸形中央尖折断致牙本质暴露近髓。

间接盖髓术不受年龄限制,只要符合上述情况即可。

【操作方法及程序】

1. 判断患牙牙髓状态　患牙无临床症状,或仅有一过性冷热刺激性疼痛;无异常动度和叩痛,温度测试正常或一过性敏感。需拍摄术前 X 线片,评估龋洞与髓腔的解剖关系、牙根发育状态及有无根尖周病变。

2. 去龋备洞　建议在局麻无痛状态下进行。使用高速涡轮裂钻或金刚砂针去除窝洞上方无基釉,用与窝洞大小相适应的慢速球钻去腐,并将窝洞按备洞要求制备。对于外伤缺损呈平面或斜面者,可预备成能固定暂时充填物的固位形。在去腐过程中注意保护牙髓,减少对牙髓的刺激。

3. 隔湿　冲洗后隔湿并干燥窝洞。建议使用橡皮障,条件不允许的情况下也可用棉球(卷)隔湿。

4. 放置盖髓剂　仔细检查窝洞近髓处有无穿髓孔,在暴露的牙本质近髓处覆盖 MTA 或氢氧化钙制剂(如 Dycal 等)。

5. 牙体修复　建议一次性完成牙体修复,如窝洞深大,先用玻璃离子水门汀垫底,再行光固化复合树脂粘接修复(推荐自酸蚀粘接剂,以减少对牙髓的刺激)。

【注意事项】

1. 如不能确定牙髓状态,可在盖髓后用玻璃离子水门汀暂时覆盖断面或暂封窝洞,安抚观察。治疗后 2~4 周避免冷热刺激。暂封安抚 24 小时内不刷患牙,观察期间勿用患牙咬合,一旦出现自发性疼痛,及时复诊进行牙髓治疗。观察期内患牙无自发性疼痛,术前有冷热刺激敏感者,症状应逐渐减轻至消失,且牙髓应保持正常活力。2~4 周后,可去除表层暂封物,行牙体修复。

2. 术后需定期观察(术后 3 个月、6 个月、1 年),注意复查牙髓活力和 X 线片观察根尖发育情况。修复性牙本质层出现是间接牙髓治疗术成功的重要指征。通常术后 3 个月左右可在 X 线片上观察到修复性牙本质层的出现。

二、直接盖髓术

【概述】

直接盖髓术是指将盖髓剂覆盖在已经暴露的牙髓创面上,以促进修复性牙本质形成,使牙髓继续维持生理机能,保证根尖能继续发育。

【适应证】

1. 年轻恒牙外伤露髓,露髓孔小于 1mm,且露髓在 5 小时内,露髓孔表面无严重污染物。

2. 年轻恒牙深龋治疗术中意外穿髓,露髓孔小于 1mm。因很难准确掌握患牙牙髓的真实状态和污染程度,目前临床上较少选用这种治疗方法,更多采用部分活髓切断术。

【禁忌证】

1. 外伤后露髓孔大于 1mm;或虽露髓孔小于 1mm,但露髓时间已超过 5 小时;或露髓孔表面严重污染。

2. 年轻恒牙深龋治疗术中意外穿髓,露髓孔大于 1mm。

【操作方法及程序】

1. 局部麻醉　切忌向髓腔内注射麻醉,避免将感染带入深部牙髓。

2. 患牙隔离、严防污染　建议使用橡皮障,安装橡皮障困难者,可以采用强力吸引器吸唾,避免唾液污染。

3. 清洁牙面和露髓孔　使用生理盐水或0.1%醋酸氯己定液擦拭牙冠表面污物和牙本质碎屑,之后用次氯酸钠消毒牙冠,减少术中对牙髓的污染。露髓孔处可使用生理盐水冲洗,用不饱和湿润棉球轻轻擦拭,避免用高压气枪强力吹干,以减少对牙髓的刺激。

4. 直接盖髓　穿髓后出血明显者,应在止血后再行直接盖髓术,必要时可用1:1000肾上腺素盐水棉球轻敷于穿髓孔上以止血。在露髓孔处覆盖氢氧化钙制剂(如Dycal等)或MTA,注意盖髓剂放置范围仅限于露髓处,避免过多覆盖牙本质而缩减粘接面积,切忌向髓腔方向加压。

5. 断面修复或窝洞修复　深龋意外露髓,直接盖髓术后先用玻璃离子水门汀垫底,光固化复合树脂粘接修复窝洞;外伤露髓直接盖髓术后,可以用速硬材料进行窝洞封闭,如使用光固化复合树脂严密覆盖暴露的牙本质断面,避免牙髓继发感染,暂时不修复牙冠外形。2~4周后,患牙无临床症状或仅有一过性刺激性疼痛,无自发痛,无异常动度和叩痛,温度测试正常或一过性敏感,可去除暂封材料,用光固化复合树脂粘接修复牙冠外形。如不影响外伤牙的间隙保持,患者对美观要求不高,可暂时不修复牙冠外形,避免充填体受力面积过大而频繁脱落,影响治疗效果。

【注意事项】

1. 治疗后2~4周避免冷热刺激,前牙外伤露髓的患者在永久修复之前建议不要用患牙咀嚼,但可以正常刷牙。症状没有改善的患牙,应该在炎症尚未波及全部牙髓之前改行活髓切断治疗。一旦出现牙髓炎症或牙髓坏死,必须及时复诊进行牙髓治疗。

2. 术后需对患牙进行定期观察(术后2周、1个月、3个月、6个月、1年),注意复查牙髓活力和拍摄X线片观察根尖发育情况。通常,术后3个月左右在X线片上可观察到修复性牙本质层的出现。术后6个月左右在X线片上可观察到连续的有一定厚度的修复性牙本质层,牙根继续发育。在观察期内一旦出现自发性疼痛、牙髓坏死或牙根吸收,必须及时进行牙髓治疗。牙根发育完成后,存在根髓变性和弥漫性根管钙化的危险,目前多数学者主张牙根完全形成后改为根管治疗。

第五节 脓肿切开引流术

【概述】

脓肿切开引流术旨在将脓液、腐败坏死感染物、毒素等迅速排出体外,以达到解除局部肿胀、缓解疼痛、防止脓肿扩散及细菌毒素入血等目的。

【适应证】

1. 浅表脓肿 牙周脓肿、牙槽脓肿已突破骨膜形成黏膜下脓肿,冠周炎龈瓣附近形成脓肿并出现波动感。

2. 深部脓肿 深部脓肿形成时,表面黏膜或皮肤出现可凹陷性水肿,经穿刺证实有脓液,如牙槽脓肿骨膜下脓肿阶段、深部间隙感染等。

3. 口底蜂窝织炎 局部炎症明显,病情发展迅速,全身有中毒症状的病例,特别是腐败坏死性蜂窝织炎,即使没有典型的脓肿形成,也应早期切开引流,以解除局部压力,减轻局部和全身症状,阻止炎症扩散,防止呼吸道梗阻。

4. 脓肿已自行破溃,但引流不畅。

5. 结核性脓肿,穿刺后有液化物,注射抗结核药无效或即将破溃。

【禁忌证】

1. 急性化脓性蜂窝织炎,未形成脓肿者。

2. 合并全身脓毒血症处于休克期患者。

3. 血液系统疾病或凝血机制严重不全者。

4. 结核性冷脓肿形成早期,无明显自行破溃征象者。

【操作方法及程序】

1. 麻醉 一般采用局部麻醉。浅表脓肿切开时可在脓肿表面脓肿壁上行局部浸润麻醉或脓肿周缘包围式浸润麻醉;非常表浅的脓肿也可用1%~2%丁卡因进行表面麻醉;深部脓肿切开时可选择切口对应区域的神经干阻滞麻醉或切口区局部浸润麻醉。麻醉药物可选复方阿替卡因注射液或2%利多卡因注射液,麻醉时应避免将麻醉药物注射到脓腔内。

2. 消毒 以0.5%聚维酮碘消毒术区,必要时可铺无菌孔巾。

3. 切开 切口尽量位于脓肿的最低位。除腐败坏死性蜂窝织炎需广泛切开外,切口长度应根据脓肿的大小、部位、深度决定,以能达到充分通畅引流为原则,但一般不超过脓肿的边界。若髓腔开放有明显脓液溢出,可以髓腔开放与脓肿切开同时进行。

4. 分离脓腔 脓肿切开有脓液排出后,应用止血钳或外科刮匙适当分离脓腔,应轻轻分离,贯穿深层组织,彻底探查脓腔的每个部分,这样可破坏脓腔的分隔,使脓液流出。分离应延伸到形成病变的牙根。必要时应取脓液做细菌培养和药敏试验,以指导抗生素的使用。

5. 冲洗脓腔 应用大量生理盐水反复冲洗脓腔,直至冲洗液清亮。

6. 置引流条 脓肿切开后为避免切口愈合,影响后续渗出物排出,应放置合适的引流条,容易脱落部位(如硬软腭、咽旁、下颌牙舌侧、口底等部位)的引流条应适当固定。深在部位的脓肿切开后建议放置引流管。为促进引流,应用热盐水漱口以保持伤口清洁,并且热量作用于口内感染组织,可使小血管扩张,通过促进血液循环,加强患者免疫能力。24~48 小时内复诊换药,取出引流条并进行冲洗,如仍有脓性渗出物,应再放置引流。

【注意事项】

1. 脓肿切开的口外切口尽量位于隐蔽处(如发际内、下颌下缘、耳后),切口方向与皮纹方向一致,并应与深部的血管神经平行。牙槽脓肿在脓肿最膨隆处垂直于骨面水平切开,牙周脓肿在脓肿最膨隆处做平行于龈缘的切口,切勿切断牙龈。两侧下颌骨前磨牙位置深方有颏神经血管束存在,脓肿切开时应避免伤及。浅表的脓肿可用尖刀直接切透脓肿壁进入脓腔;而较深的脓肿为避免伤及深方的血管神经,应以圆刀切开黏膜、黏膜下或皮肤、皮下,然后以止血钳钝性分离进入脓腔。

2. 全身症状明显者可用抗菌药物 3~7 天。口腔颌面部的感染一般为混合性感染,通常联合应用广谱抗生素及硝基咪唑类抗生素,如有脓液细菌培养,应根据其结果选用抗生素。建议尽早治疗病源牙,对于需要拔除的患牙,待炎症缓解后拔除。

(徐 欣 何利邦)

第三章

口腔颌面部外伤急诊操作常规

第一节　口腔颌面部软组织外伤

【适应证】

口腔颌面部软组织外伤患者。

【操作步骤】

1. 止血　在准备彻底清创缝合之前,敷料加绷带局部压迫止血,若能发现血管,结扎止血,以免失血过多。

2. 麻醉方式　对于简单的伤口清创缝合,可以采用2%利多卡因局部浸润或阻滞麻醉。如果伤口范围较大,为避免局麻药注射过多,可以用生理盐水稀释为1%利多卡因;如果伤口特别复杂,或需要同期进行骨折内固定手术,则需要全身麻醉。

3. 清创　使用生理盐水和1%过氧化氢液交替冲洗伤口,以及碘伏等反复擦拭,清除泥沙、细菌等污染物和异物,如有血管断裂,需要结扎止血。确保伤口已经完全清洁后,检查有无坏死组织,如果有则做适当的切除和修整,但不要修剪过多,因为口腔颌面部血供丰富,组织再生能力强,非坏死感染组织可以适当保留。对于范围较大或位置较深的外伤,如车祸伤、严重的动物咬伤等,清创的时间更长、清创的要求更加严格,需要采用全身麻醉才能完成。

4. 缝合

(1)整齐对位肌肉、皮下组织、皮肤、黏膜等组织,进行分层缝合,如果是口内外贯通伤,先缝口腔内的黏膜,再次冲洗伤口,缝合肌肉、皮下和皮肤。

(2)面部皮肤与容貌息息相关,有些部位可以考虑美容线缝合,但在张力大、运动多的部位,如皮肤缺损拉拢缝合、舌外伤等,不可使用过细的线,以免断裂。

（3）受伤后理论上越早进行清创缝合术越好，这样伤口愈合能力更强，感染的可能性也更小，如果有感染的风险，可以放置引流条、引流管或者负压引流器。

5. 口腔颌面部特殊软组织外伤的处理　口腔颌面部血供极其丰富，组织类型较为复杂，针对不同部位的损伤，在细节上有不同的处理方法。舌体组织较脆且活动度大，缝合时需要粗针粗线，距离创口边缘较远（>5mm）进行严密缝合，深度要达到伤口底部的肌肉层；在考虑缝合方向时以尽量保存舌体原有长度为准，以免缝合后长度变短影响发音和咀嚼功能。牙龈损伤缝合时注意严密覆盖其深面的颌骨，以免骨质暴露引起感染和软组织缺损后遗症，如果外伤导致骨面的牙龈缺损，需要碘仿纱布或者游离皮片反包扎覆盖骨面2~3周促进肉芽生长。唇外伤缝合时，需要仔细对位，尤其是唇红缘的连续性对于美观非常重要。腮腺外伤要检查导管是否断开，腺体是否破裂，若有则需进行吻合和严密关闭，术后辅以加压包扎和口服阿托品等药物抑制唾液分泌，以免形成涎瘘。

【注意事项】

1. 必须及时止血，尤其是血管断裂引起的持续性快速出血，避免引起贫血、出血性休克乃至生命危险。

2. 注意呼吸道是否有压迫和梗阻，及时清理口腔异物，肿胀严重压迫呼吸道者视情况考虑气管切开术。

3. 外伤较重时，应使用心电监护仪持续检测生命体征。

第二节　口腔颌面部骨折

【适应证】

口腔颌面部骨折患者。

【禁忌证】

全身状况不允许时。

【操作步骤】

根据影像学结果，数字化分析并虚拟手术，以指导实际手术获得更好效果。

1. 麻醉　颌面部骨折手术一般采用全身麻醉,由于术中需要上下颌牙闭合、纠正咬合关系,故多采用经鼻插管而非经口插管;若鼻骨骨折也需要矫正,不能经鼻插管,则多采用下颌下插管。

2. 切开　上颌骨骨折一般选择口内前庭沟切口,下颌骨根据情况可以选择前庭沟或者面部切口,颧骨颧弓骨折可以选择头皮冠状切口或者小切口,髁突骨折可以选择耳前、颌后等切口。

3. 复位　线性骨折能够较为容易地复位,粉碎性或陈旧性骨折需要术前做好计划。颌骨骨折不但要保证断骨复位良好,还要术中牵引上下颌牙构成良好的咬合关系,才能保证术后正常咀嚼进食。

4. 内固定　坚强内固定一般选择钛合金的接骨板和螺钉,钛板的数量和形态需要根据骨折的部位和严重程度而定,受力越大的部位需要采用越粗壮的钛板,不承受咀嚼力的位置如颧弓可以考虑采用微型板或可吸收板。

5. 骨折术后处理　术后确保病员无呕吐和呛咳风险后,可继续使用橡皮圈牵引上下颌牙列 1 周,以进一步巩固咬合关系并避免咀嚼运动造成断端再移位,为骨折愈合提供良好的条件。视骨折严重程度和内固定坚强程度,牵引时间可以缩短或者延长。术后进食要根据伤情而定,若口内有伤口,可采用鼻饲胃管或代金氏管喂,这样患者就可以进食流质并尽量避免污染伤口。植入的钛板和一般可以与人体形成良好的生物兼容性,非特殊情况无需取出。

【注意事项】

1. 并不强制要求在软组织急诊清创的同时进行骨折手术,可以在软组织急诊手术后,继续完善检查,制订详细的治疗方案,再进行骨折手术,以达到最为理想的治疗。

2. 评估病情轻重缓急,避免因过度专注于口腔颌面部骨折,而忽略全身其他部位损伤以至于造成严重后果。

3. 对于髁突骨折,术后适时逐渐开始开口训练,避免关节强直。

（敬　伟）

第四章

口腔颌面部出血急诊操作常规

第一节　急诊出血概论

口腔急性出血是口腔急诊患者常见的就诊主诉之一,包括牙龈出血与颌面部出血。口腔急诊出血如处理不当,可引起严重的不良后果,甚至会危及患者生命,应引起口腔临床医师高度重视。

牙龈及颌面部出血的常见原因有:

1. 炎症性出血　如龈炎或牙周炎等。

2. 损伤性出血　如软硬组织损伤引起开放性出血或血肿等。

3. 手术后出血　如拔牙术后出血,各种创伤性手术术后创口处理不当或止血不彻底引起出血。

4. 肿瘤所致出血　为肿瘤本身破裂出血或肿瘤侵袭周围组织出血。

5. 全身因素出血　多为全身疾病在口腔的表现,如血液性疾病、以及服用抗凝药物等。由全身疾病引起的出血,除常规处置局部出血以外,还需联合内科全身用药治疗。

6. 口腔血管瘤或血管畸形出血　为口腔血管瘤或血管畸形的血管破裂引起的口腔出血或血肿。

第二节　炎症性出血:牙龈炎症性出血 / 牙周炎

【概述】

牙龈出血是指牙龈自发性的或由于刺激引起的流血。轻者表现为仅在吮吸、刷牙、咀嚼较硬食物时唾液中带有血丝,重者在牙龈受到轻微刺激时即出血较多甚至自发性出血。

【临床表现】

1. 病史常有长期慢性出血病史。

2. 龈炎多表现为牙龈色泽鲜红或暗红,边缘变厚,乳头圆钝肥大;探诊出血明显;亦可探及刺激因素,如牙结石、食物嵌塞或不良修复体等。

3. 牙龈色泽形态正常的出血患者,应注意探查龈下等隐蔽部位。牙周炎者在此基础上可探及附着丧失,甚至深牙周袋。

4. 急性坏死性溃疡性龈炎牙龈出血,常有龈乳头及龈缘的坏死。

5. 牙龈瘤出血多发生于唇(颊)侧龈乳头处,呈球形或椭圆形肿块,肿块表面可呈分叶状。常可探及局部刺激因素。

【鉴别诊断】

全身因素出血:患者有全身疾病史或服用抗凝药物等,牙龈出血程度超出局部刺激因素量所能引起的程度,血液学相关检查可明确诊断。

【治疗原则及方案】

1. 治疗原则　牙龈出血前来就诊的患者,出血量一般较少,可视出血程度酌情局部对症处理。

2. 治疗方案

(1)因进食、刷牙或不明原因的牙龈出血前来就诊的患者,出血量一般较少,可视出血程度酌情处理,局部可使用 1%~3% 过氧化氢液与生理盐水交替冲洗、涂抹 2% 碘甘油等对症治疗。

(2)如局部对症治疗后继续出血,可利用牙周塞治剂对创面加压并加以保护,避免患者因外因导致再次出血的现象发生。

(3)使用塞治剂治疗仍止血不佳的患者,可在出血部位给予颊舌侧缝扎止血的方法,5~7 天后拆除缝合线。

(4)牙龈出血后期应针对牙龈出血的病因对因治疗。如有局部刺激因素如牙结石、咬合创伤和不良修复体等,应进行牙周洁治、调整咬合关系、矫治食物嵌塞和修改或更换修复体等治疗方法。

第三节　损伤性出血：软硬组织损伤出血

　　损伤性出血是口腔急诊出血的常见原因，常因交通事故、工伤、意外等导致颌面部软硬组织损伤所致。急诊医师应根据损伤部位、出血来源、出血程度等采用相应止血办法给予止血；同时，还应观察患者生命体征，判断出血量，必要时及时补充血容量，纠正出血性休克。

【临床表现】

　　1. 病史一般具有外伤史。

　　2. 口腔颌面部可见软硬组织创伤，出血与创口密切相关，一般动脉出血呈喷射状，血色鲜红，静脉出血呈漫出状，血色暗红。

【治疗原则与方案】

　　1. 治疗原则　口腔颌面部急诊出血治疗原则是及时止血，具体治疗方案如下：

　　2. 治疗方案

　　（1）指压止血法：指抢救者用手指把出血部位近端的动脉血管压在骨骼上，使血管闭塞，血流中断而达到止血目的。这是一种快速、有效的首选止血方法。止住血后，应根据具体情况换用其他有效的止血方法，如填塞止血法，止血带止血法等。这种方法仅是一种临时的，用于动脉出血的止血方法，不宜持久采用。下面是根据不同的出血部位采用的不同的指压止血法。

　　1）颞浅动脉止血法：一手固定伤员头部，用另一手拇指垂直压迫耳屏上方凹陷处，可感觉的动脉搏动，其余四指同时托住下颌；本法用于头部发际范围内及前额、颞部的出血。

　　2）颌外动脉止血法：一手固定伤员头部，用另一手拇指在下颌角前上方约 1.5cm 处，向下颌骨方向垂直压迫，其余四指托住下颌；本法用于颜面部的出血。

　　3）颈动脉止血法：用拇指在甲状软骨、环状软骨外侧与胸锁乳突肌前缘之间的沟内搏动处，向颈椎方向压迫，其余四指固定在伤员的颈后部。适用于头、颈、面部大出血，且压迫其他部位无效时，且非紧急情况，勿用此法。此外，不得同时压迫两侧颈动脉。

4）加压包扎止血法：伤口覆盖无菌敷料后，再用纱布折叠成相应大小的垫，置于无菌敷料上面，然后再用绷带紧紧包扎，以停止出血为度。这种方法用于小动脉以及静脉或毛细血管的出血。但伤口内有骨折时，慎用此法，不能加重损伤。

（2）缝合止血法：可见的血管破裂口或者血管断端采用结扎方法止血。有时在清创缝合时血管回缩到组织内，找不到明确的出血点或血管，此时可在出血部位的软组织上做缝合止血。方法是先用血管钳夹住出血部位软组织，如已不再出血，即可用缝合线连续缝合两针，使用缝合线绕过血管钳所夹持的软组织两侧，然后进行打结。

（3）局部药物或生物止血法：在手术创面进行充分止血后仍有渗血时，可用药物或生物制品局部止血（如凝血酶、可吸收明胶海绵、医用生物胶等），也可采用局部填塞、喷洒、局部注射等方法。

第四节　手术后出血：拔牙及门诊手术后出血

【概述】

口腔急诊接诊的术后常因创口处理不当或止血不彻底引起，多为拔牙后出血，拔牙后出血可分为原发性出血和继发性出血，原发性者为拔牙当日取出压迫棉卷后牙槽窝出血未止，仍有活动性出血。继发性出血是拔牙后出血已止，2~3 天后因创口感染等其他原因引起的出血。

【临床表现】

1. 病史　有拔牙及门诊手术史。

2. 拔牙创口或口腔出现大的血凝块或较多新鲜的出血，血凝块常高出牙槽窝。

3. 伤口缝线松脱或创口关闭不当，可伴有软组织撕裂，牙槽突骨折，牙槽内血管破裂等。

【治疗原则与方案】

1. 治疗原则　手术后出血绝大部分由局部因素或伤口保护不当引起，少数为全身因素。患者就医时应首先了解患者全身情况及出血情况，估计出血量，测量脉搏、血压等生命体征；出血量大或反复出血者应进行血液学相关检查,必要时需要收住院处理。

2. 治疗方案

（1）局部压迫止血：清理创面上的疏松凝血块,将高出拔牙窝的疏松凝血块用镊子小心夹出,观察有无明显出血点。如无明显出血点或极少量渗血,拔牙创面没有明显牙龈撕裂和遗留牙碎片及肉芽组织,置棉纱卷于拔牙创并咬紧压迫止血30分钟;若牙槽窝仍有出血,则应仔细查明出血点,然后用可吸收明胶海绵填塞于出血点,再咬紧棉纱球压迫止血10分钟左右。

（2）搔刮牙槽窝止血：对患有根尖周病、牙周病患者拔牙后出血,拔牙窝内常有炎症肉芽组织,应在常规局麻下刮除牙槽窝内炎性肉芽组织;而少部分患者拔牙窝有碎牙片或碎骨片者,均应一并清除,如有遗留残根则也一并清除。彻底搔刮牙槽窝后,生理盐水冲洗牙槽窝,纱卷咬加压30分钟左右。患者应留院观察直至不再出血。

（3）填塞加压止血：若牙槽窝有搏动性出血,而咬紧棉纱球压迫止血无效,可采用碘仿纱条填塞加压止血。具体方法为局部麻醉下清理牙槽窝,用3%过氧化氢液、生理盐水交替冲洗,再用碘仿纱条填塞牙槽窝内加压止血。碘仿纱条1周后取出。

（4）牙龈撕裂缝合止血：由于牙龈撕裂创口较大而引起的出血,需将撕裂牙龈对位缝合。牙龈侧方伤口对位缝合,牙槽窝缝合时应尽量缝于近远中龈乳头,不宜缝于牙槽窝中间,缝合时应穿透牙龈全层。由牙槽突折裂引起的出血应先在局麻下复位牙槽突后再缝合。

第五节 肿瘤所致出血

【概述】

口腔肿瘤特别是恶性肿瘤,因侵犯周围组织结构或肿瘤中心坏死,常引起口腔出血。

【临床表现】

1. 有口腔肿瘤病史。

2. 口腔肿瘤出血常可见包块或溃烂,肿瘤侵犯周围组织结构时常伴有症状,如牙齿松动,张口受限,邻近神经麻木等表现。

【治疗原则与方案】

1. 治疗原则　口腔肿瘤出血一般以局部对症止血为主。

2. 治疗方案

（1）如肿瘤组织较小，可在正常组织范围内行缝合止血，缝合时尽量避免造成肿瘤组织撕裂，防止增加出血创面。

（2）肿瘤组织较大时，若不能进行缝合止血，可考虑局部加压包扎止血，在不影响患者呼吸等前提下，适当加压包扎出血肿瘤组织，压迫止血。位于体表的肿瘤渗出性出血可用过氧化氢液持续湿敷 30 分钟。

（3）以上方法不能缓解出血时，考虑全身给予止血药物以及全麻手术止血。

第六节　全身因素出血

【概述】

口腔全身因素出血常由血液性疾病及服用抗凝药物等原因引起，在口腔中的临床表现通常与单纯发生于口腔中的疾病表现类似，在临床上应仔细进行鉴别诊断，在局部止血措施的基础上，还应考虑联合内科全身用药治疗。

【临床表现】

1. 常有全身系统性疾病史或抗凝药物服用史。

2. 牙龈出血程度　常超出局部刺激因素所能引起的程度，口腔黏膜、全身皮肤有时可见瘀斑。

3. 实验室检查　可见凝血功能或血象异常。

【治疗原则与方案】

1. 治疗原则　视出血程度酌情处理，可使用棉卷等局部压迫止血，也可用药物或生物制品局部止血。

2. 治疗方案　局部使用凝血酶、可吸收明胶海绵、医用生物胶等止血，一般采用局部填塞、喷洒、局部注射等方法。如局部处理止血不佳的患者，可给予在出急性血部位颊舌侧采用缝扎止血的方法，5~7 天后拆除缝合线。局部止血处理常需要联合全身使用止血药治疗。

第七节　口腔血管瘤及血管畸形出血

【概述】

口腔血管瘤及血管畸形是一类多发病,由于其可发生于舌、唇、颊、牙龈等容易损伤部位,所以口腔血管瘤及血管畸形出血在急诊亦多见。甚至某些血管瘤及血管畸形可能会突然破裂,造成致死性大出血。

【临床表现】

1. 有口腔血管瘤及血管畸形病史。

2. 口腔血管瘤出血可因部位不同表现不同有差异。可在餐后突然发作,多数表现病变区快速肿大后出血,也有表现暴发出血,部位常局限于病变区域(颌骨中心性动静畸形表现牙龈涌血),呈持续性快速涌出,色暗红,短时间压迫无效,肿胀易向周边软组织扩散。严重时可伴有呼吸困难,以及并发休克。

【治疗原则与方案】

1. 治疗原则　口腔颌面部血管瘤及血管畸形急性出血治疗的关键在于局部止血措施是否有效及时。

2. 治疗方案

(1)口腔颌面部血管瘤及血管畸形急性出血治疗的关键在于局部止血措施是否有效及时。血管瘤及血管畸形急性出血,特别是继发感染者,最直接有效的止血办法是持续压迫,但由于口腔内环境的限制,按压常难以持久。病灶及出血面较局限的唇颊部采用远距离间断贯穿缝合打包加压。

(2)舌缘血管瘤及血管畸形创伤性出血应行清创缝合,并在舌根端粗线环扎部分舌肌,减少舌动脉供血。

(3)口底区血管瘤及血管畸形出血填塞困难,主要行单侧颈外动脉结扎,如出现口底下颌下区严重肿胀(穿刺血性),压迫呼吸时,应行下颌下切开清除血肿后持续开放,保持呼吸通畅。

(4)上、下颌骨中心性动静脉畸形出血凶猛。首先按压牙龈或患牙止血,然后可采用介入栓塞供血动脉,并最终根据病变范围行颌骨部分切除。

(5)舌根部出血患者因快速出现休克和呼吸困难,应行紧急气管切开,颈外动脉结扎后进行瘤体全切除。

（6）局部止血治疗的同时，根据失血情况补充血容量补充，必要时辅以抗感染治疗。

（刘　显　吴沉洲）

第五章

椅旁急救操作常规

第一节 过　　敏

【概述】

过敏（allergy）即过敏反应，是指外界某些抗原性物质进入已致敏的机体后，通过免疫机制在短时间内诱发的一种强烈的累及皮肤、胃肠、气道及循环等多系统的多症状群。因机体的反应性、抗原进入量及途径的不同临床症状有很大差别，反应严重者可出现过敏性休克，若处理不及时，常可危及生命。

【诊断】

1. 患者本身是过敏体质或对某些物质过敏。

2. 接触了可能引发过敏的过敏原，口腔治疗中常见的过敏原有乳胶制品、抗生素、造影剂、平阳霉素、局麻药及修复假体等。

3. 出现典型的临床表现

（1）症状轻者仅出现皮肤潮红、红斑、瘙痒和荨麻疹，可出现血管神经性水肿如眼睑水肿、口唇水肿等。

（2）气道分泌物增加，可出现支气管痉挛或气道水肿，出现呼吸困难，严重者发生肺水肿。

（3）反应严重者迅速出现外周血管扩张和毛细血管通透性增加导致的低血压甚至休克，患者面色苍白、皮肤湿冷、脉搏细速、血压低甚至测不出或心跳停止。

（4）部分患者有消化道反应，如腹痛、腹泻、便血等。

【操作方法及步骤】

1. 迅速脱离过敏原。

2. 轻者使用抗组胺药和其他抗过敏药物治疗：苯海拉明 25~50mg 静脉注射，和（或）10% 葡萄糖酸钙 10ml 静脉缓慢注射，可使用糖皮质激素如地塞米松、氢化可的松等。

3. 过敏性休克者及早进行呼吸循环支持。

（1）吸入纯氧：评估是否需要进行气管插管和机械通气。

（2）糖皮质激素：氢化可的松 250mg~1g，静脉注射。地塞米松作用强，但起效慢，不作为首选。

（3）扩容治疗低血压：及时建立静脉通道，快速大量补液。

（4）使用血管活性药物：肾上腺素：30~50μg，静脉注射；明显的心血管虚脱，肾上腺素 0.5~1mg，静脉注射；若低血压持续，可持续输注去甲肾上腺素 1~30μg/min。

第二节 晕　　厥

【概述】

晕厥（syncope）是由于各种原因导致大脑处于一时性缺血状态而发生突然的、短暂的意识丧失，正常人在特殊情况下可发生晕厥，但如果晕厥经常发生，就可能是病理性晕厥，必须明确病因。晕厥可分为心源性晕厥、血管迷走性晕厥和脑性晕厥。口腔门诊发生的晕厥多为血管迷走性晕厥。

【诊断】

1. 发作诱因　情绪紧张、疼痛、恐惧、气流不畅、空腹、体质虚弱等。

2. 发作前驱症状　如出头晕、耳鸣、出汗、视力模糊、面色苍白、恶心等。

3. 晕厥发作　患者出现呼吸困难、血压下降、意识丧失，部分患者出现抽搐，甚至有暂时的肢体麻木或瘫痪。

【操作方法及步骤】

1. 预防　患者身体虚弱、饥饿、疲劳或局部疼痛明显时应暂缓手术，并给予相应的处理和治疗。

2. 在椅旁治疗过程中，一旦发现患者有晕厥发作的前驱症状，应立即停止治疗，放平椅位，使患者处于头低脚高位，增加脑部供血。

3. 保证呼吸通畅，吸氧。

4. 建立心电监测和静脉输液通道,根据生命体征变化进行处理,必要时纠正低血压。

5. 如果怀疑是心源性晕厥和脑源性晕厥,需根据病因采取相应的检查和治疗手段,请专科医师会诊。

第三节　局麻药中毒

【概述】

局麻药中毒(toxic reaction of local anesthetic)是指由于局麻药误入血管、吸收过快或用药过量而导致的全身毒性反应,包括中枢神经系统毒性反应和心脏毒性反应,心脏毒性反应严重且难于治疗。

【诊断】

1. 中枢神经系统毒性反应　早期有口舌麻木、金属异味、头晕、耳鸣。中毒反应进一步加深,出现言语不清、精神错乱、肌肉抽搐、惊厥甚至昏迷。

2. 心脏毒性反应　心肌收缩力降低、难治性心律失常或心跳骤停。

【操作方法及步骤】

1. 预防

(1)使用安全剂量,老人、小儿、危重及肝功能严重损害者,用量应减少。

(2)除外禁忌证如严重高血压、冠心病、甲亢等,局麻药中加入肾上腺素。

(3)注射局麻药前必须回抽无血,避免局麻药误入血管。

(4)术前使用巴比妥类或苯二氮䓬类药物提高发生中枢神经系统毒性反应的阈值,如苯巴比妥、咪达唑仑。

2. 治疗

(1)中枢神经系统毒性反应

1)识别到毒性反应的早期症状立即停用局麻药。

2)吸氧,辅助或控制呼吸。

3)硫喷妥钠(50~100mg)或咪达唑仑(2~5mg)静脉注射。

4)如有必要且具备气道管理经验的人员在场,可静脉注射小剂量琥珀胆碱控制惊厥或气管插管。

(2)心脏毒性反应

1）立即供氧。

2）循环支持：输液、使用缩血管药，必要时使用正性肌力药。

3）治疗心律失常：室性心动过速应电复律，布比卡因中毒者很难复苏，胺碘酮效果优于利多卡因。

4）持续心外按压配合静脉输注脂肪乳剂对心脏毒性反应的复苏有帮助，具体制尚未阐明。推荐剂量 20% 脂肪乳 1ml/kg，静脉输注 1 分钟以上，每 3~5 分钟可重复用 1ml/kg 或总量达 3ml/kg，然后以 0.25ml/（kg·min）静脉注射，直至血流动力学稳定。

（吉阳　林洁）

第四篇

常用急救技术

第一章

颈外动脉结扎术

【概述】

颈外动脉结扎术是一种针对头颈颌面部大出血的紧急抢救技术。基于头颈部解剖区域动脉支配较为恒定的特点,选择性的结扎颈外动脉,达到迅速止血,抢救患者生命的目的。

【适应证】

1. 严重外伤所导致的头皮、颌面骨、鼻腔、口腔、咽腔等解剖区域的多发性大出血,用缝扎、压迫等方法无法有效止血,可进行患侧甚至双侧颈外动脉结扎。

2. 晚期头颈部肿瘤侵犯多个解剖区域,出现肿瘤大出血,急诊治疗中无法用其他方法有效止血时,可行患侧或者双侧颈外动脉结扎。

3. 严重鼻出血,急诊常用方法无法有效止血时,可采用颈外动脉结扎术。

【禁忌证】

1. 拟手术侧的术区皮肤或深部有严重感染或已有肿瘤侵犯时,可能引起颈内外动脉破裂,是本手术禁忌。

2. 能用其他方法止血,或可确定出血区动脉供应(如面动脉、舌动脉、颞浅动脉等),仅结扎分支即可止血者。

【操作步骤】

1. 术前准备 术区备皮,完善术前血液常规检查,了解患者凝血状态、肝肾功、电解质、感染性疾病情况,紧急备血。

2. 麻醉方式 局麻,对于配合度差的患者也可采用全麻。

3. 手术步骤

(1)体位:患者取仰卧位,头后仰。使颈部向后延伸,颏部转向对侧。

（2）手术入路：沿胸锁乳突肌前缘，以相当于舌骨大角水平作中点，此处为颈总动脉分叉处，作一长约5~6cm的切口。切开皮肤、皮下组织及颈阔肌后，显露胸锁乳突肌，将该肌向后拉开。用血管钳向深部分离，见到颈内静脉，将其向后拉开。

（3）分离结扎：颈总动脉分叉部位相当于舌骨水平，由此寻找颈动脉鞘，术中可用手指触诊，扪及动脉搏动可帮助定位。钝性分离颈动脉鞘，暴露颈外动脉及其甲状腺上动脉与舌动脉两分支，于两分支间将颈外动脉用粗丝线或尼龙线双道结扎。

（4）缝合肌层、皮下组织及皮肤，创口用消毒敷料及阔胶布覆盖。

【注意事项】

1. 必须分清颈内动脉与颈外动脉。如误将颈内动脉结扎，可出现对侧偏瘫，甚至死亡等严重后果。颈外动脉在颈总动脉分叉处的位置是在内侧；颈内动脉则在其外后方。但鉴别颈内外动脉的关键点在于有无分支：颈内动脉在颈部没有分支，而颈外动脉则有甲状腺上动脉和舌动脉等分支。

2. 颈外动脉结扎部位，应在甲状腺上动脉与舌动脉分支之间，不要太靠近颈总动脉分叉处。若在靠近颈动脉窦处结扎，则可能因颈动脉窦的刺激而引起虚脱、意识障碍等严重并发症。为避免此种情况，事先可在颈动脉鞘内注入1%~2%利多卡因注射液封闭。

3. 手术过程中必须避免用钳子夹持或损伤迷走神经。结扎颈外动脉前应仔细检查，以防误将迷走神经一起结扎而引起心脏功能紊乱。

4. 术中术后应严格止血，防止出现大出血及术后血肿的情况。

5. 术中术后应严密观察患者的生命体征，积极对症治疗失血性休克、电解质紊乱等情况。

（李龙江　李　一）

第二章

心 肺 复 苏

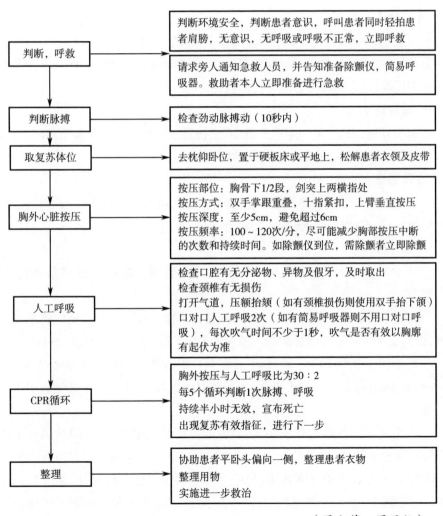

判断，呼救	判断环境安全，判断患者意识，呼叫患者同时轻拍患者肩膀，无意识，无呼吸或呼吸不正常，立即呼救
	请求旁人通知急救人员，并告知准备除颤仪，简易呼吸器。救助者本人立即准备进行急救
判断脉搏	检查劲动脉搏动（10秒内）
取复苏体位	去枕仰卧位，置于硬板床或平地上，松解患者衣领及皮带
胸外心脏按压	按压部位：胸骨下1/2段，剑突上两横指处 按压方式：双手掌跟重叠，十指紧扣，上臂垂直按压 按压深度：至少5cm，避免超过6cm 按压频率：100～120次/分，尽可能减少胸部按压中断的次数和持续时间。如除颤仪到位，需除颤者立即除颤
人工呼吸	检查口腔有无分泌物、异物及假牙，及时取出 检查颈椎有无损伤 打开气道，压额抬颌（如有颈椎损伤则使用双手抬下颌） 口对口人工呼吸2次（如有简易呼吸器则不用口对口呼吸），每次吹气时间不少于1秒，吹气是否有效以胸廓有起伏为准
CPR循环	胸外按压与人工呼吸比为30：2 每5个循环判断1次脉搏、呼吸 持续半小时无效，宣布死亡 出现复苏有效指征，进行下一步
整理	协助患者平卧头偏向一侧，整理患者衣物 整理用物 实施进一步救治

（周小蓉　周凤仙）

第三章

呼吸道梗阻急救

【概述】

口腔急诊中可能遇到由于出血、感染、过敏、异物等原因引起的上呼吸道梗阻,需要紧急开放气道,缓解呼吸困难。气管切开术作为上呼吸道梗阻急救的常规操作,是急诊医师必须掌握的技能。

【适应证】

由于异物、出血、多间隙感染感染、创伤及过敏引起的上呼吸道梗阻,呼吸机能失常或下呼吸道分泌物潴留所致呼吸困难。

【禁忌证】

Ⅰ度和Ⅱ度呼吸困难;呼吸道暂时性阻塞,可采用非创伤性救治者,应暂缓气管切开;有明显出血倾向时要慎重。

【操作步骤】

1. 手术准备　应充分做好术前准备,除气管切开包外,还应准备氧气、吸引器等。

2. 患者体位　一般取仰卧位,头部充分后仰,保持正中位,使气管暴露明显,以利于手术。常规消毒铺巾。如患者无法平卧,也可采用坐姿后仰体位。

3. 麻醉　采用局麻。沿颈前正中上自甲状软骨下缘下至胸骨上窝,以5%利多卡因浸润麻醉,对于昏迷、危重或窒息患者,若患者已无知觉也可不予麻醉。

4. 分离暴露气管　常采用竖直切口,也可采用横切口,自甲状软骨下缘至接近胸骨上窝处,沿颈前正中线依次切开皮肤和皮下组织。以血管钳钝性分离胸骨舌骨肌及胸骨甲状肌,暴露并向上牵拉甲状腺峡部,沿途应严密止血,以便暴露气管。分离过程中,两个拉钩用力应均匀,使手术野始终保持在中线,并经常以手指探查环状软骨及气管,是否保持在正中位置。

5. 切开气管　确定气管后,一般于第 2~4 气管环处,用尖刀片做倒 T 形切口,刀尖勿插入过深,以免刺伤气管后壁和食管前壁,引起气管食管瘘。

6. 插入气管套管　以气管切口扩张器,撑开气管切口,插入大小适合,带有管芯的气管套管,插入外管后,立即取出管芯,放入内管,吸净分泌物,并检查有无出血。

7. 创口处理　气管套管上的带子系于颈部,打成死结以牢固固定。切口一般不予缝合,以免引起皮下气肿。最后用 1 块开口纱布垫于伤口与套管之间。

【注意事项】

1. 切开过程中应不断触摸确定气管位置。颈部出血患者有可能因组织肿胀将气管推挤移位至对侧,常规颈部正中切口往往无法找到气管,延误抢救时机。

2. 气管的环状结构在切开前一定要确认,否则可能因组织结构移位、分离过深等情况,误伤到颈总动脉,造成无可挽回的严重后果。

3. 气管切开过程中,用尖刀片小心挑开气管前壁即可,切勿进刀过深,造成后壁及食管损伤,形成气管食管瘘。

4. 术中术后应严格止血,防止出现大出血及术后血肿的情况。

5. 手术切口应适当,不宜为充分暴露气管过度分离软组织,以免造成术后皮下气肿。

6. 对于儿童的气管切开应慎重考虑,否则易出现拔管困难,患儿长期代管的情况。

（李　一　李龙江）

第四章

多间隙脓肿切开引流术

　　口腔颌面部多个间隙之间通过疏松结缔组织及淋巴结相互沟通连接，一旦发生感染时十分容易向各间隙蔓延而引起广泛的蜂窝织炎，即多个间隙联合感染，因此切开引流时联通多个间隙充分引流脓液，在多间隙感染切开引流中具有重要意义。

【适应证】

　　1. 局部疼痛加重，呈搏动性跳痛，触诊局部有明显压痛点或凹陷性水肿或波动感。粗针穿刺有脓液抽出。

　　2. 抗生素治疗无效，全身中毒症状重，可早期行切开引流术。

　　3. 口底蜂窝织炎，出现呼吸和吞咽困难者。

　　4. 经抗结核治疗无效的顽固结核性淋巴结炎，表面已近自溃的冷脓肿。

【禁忌证】

　　1. 对于全身衰竭的患者应注意先纠正全身情况或在纠正全身情况的同时进行切开引流。

　　2. 有血液系统疾病者不宜盲目切开引流。

【操作步骤】

　　1. 手术体位　多选用患者半坐位。

　　2. 麻醉　一般在局麻下进行手术。若为了充分引流，且考虑手术对组织创伤较大时，则选用全麻。

　　3. 切开　颌面部脓肿切开引流术的切口应选择离脓腔最近的部位且应在脓腔的最低位，同时注意避开重要的血管神经等解剖部位。手术切口一般尽量选择口内切口，如必须采用口外切口，应注意切口与面部皮纹的方向一致，同时，尽量将手术切口设计在比较隐蔽的部位（如发际内、耳后、下颌支后缘、下颌骨下缘等处），以免造成明显的瘢痕影响患者美观。切口的长度应取决于脓肿的部位、大小及深浅。深部的多间隙感染必要时还应作多个切口,使脓腔贯通引流。常用的口内切口包括前庭沟切口、翼下颌皱襞切口、上颌结节区切口和颌舌切口。常用的口外切口包括下颌下切口、颏下切口和颞部切口。波及多个间隙感染如颞、颞下及翼下颌多间隙感染应作上、下贯穿切开引流。对于口底多间隙感染其切开可在双侧下颌下、颏下作与下颌骨相平行的衣领形或倒 T 形切口。

4. 进入脓腔　切开皮肤或黏膜、皮下或黏膜下组织以后,用弯止血钳钝性分离进入脓腔。要广泛、彻底地分离各层组织、使感染的各间隙彼此相通,使各间隙的脓液都能得到彻底地引流。

5. 冲洗　用稀释后的 1∶5000 高锰酸钾溶液反复冲洗伤口。

6. 放置引流条　根据脓肿的深浅、脓腔的大小,选择不同的引流条。一般口内的脓肿及面部皮下表浅的脓肿可用橡皮条引流。位置深在的脓肿,一般选用盐水纱条或橡皮管引流。放置引流条后,在保证引流通畅的前提下,可适当关闭过长的皮肤切口。面部创口以高渗盐水纱布敷盖后,再用消毒纱布包扎。

【注意事项】

1. 脓肿切开手术操作应准确、轻柔,避免在不同的组织层次中形成多处腔隙或通道,以减少感染扩散。

2. 注意保护重要的解剖结构,如面神经、血管和唾液腺导管。

3. 出现呼吸、吞咽困难者考虑行气管切开术,否则可能错过抢救时机。

(潘　剑　刘　显)

第五章

颌面部介入栓塞止血术

【适应证】

难以控制的非血液病性出血,如颌面部血管瘤及血管畸形出血、肿瘤大出血、外伤大出血等。

【禁忌证】

1. 对造影剂过敏者。

2. 心血管疾病患者,如高血压伴血管硬化、糖尿病伴动脉粥样硬化、血液系统疾病等。

3. 体质弱不能承受手术者。

4. 既往做过颈外动脉结扎者应慎重。

【操作步骤】

1. 会阴和腹股沟备皮、静脉碘过敏试验、术前用药、导尿等准备。

2. 患者平卧位,术侧臀部垫高,局部浸润麻醉。

3. 股动脉穿刺及放置造影导管。

4. 压迫阻断患侧颈总动脉,行健侧颈总动脉和椎动脉造影,观察大脑动脉基底环交通供血情况及预估可能发生风险。

5. 患侧颈内动脉造影,了解血管末梢对目标组织的供血关系,以及可能存在的异常吻合。

6. 患侧颈外动脉造影,了解目标组织的血供情况和交通,视情况选择做分支造影。

7. 颈外动脉及其分支栓塞,根据具体情况可以选择固体材料、液体材料或者微球囊进行栓塞。栓塞方法可以选择直接栓塞、分段栓塞或临时栓塞。

8. 造影和栓塞结束后,缓慢抽出造影导管和套管针,纱布压迫彻底止血后换纱带压迫。

9. 监测患者生命体征,对症用药。

【注意事项】

1. 栓塞前必须对健侧颈内动脉和椎动脉造影,评估大脑基底动脉交通情况,以免出现大脑供血问题。

2. 栓塞顺序应从颈外动脉末梢分支开始,然后再进行其近心侧分支的栓塞。

3. 发现较大动静脉瘘要先用微球囊栓塞,以免材料误入静脉系,滞留在肺血管床。

4. 多用造影剂经造影导管注入检查栓塞效果。

5. 随着造影剂用量逐渐增加,注意患者是否出现中毒反应。

（李龙江　敬　伟）

附　　录

附录 1

口腔颌面部急诊常用急救药品

一、肾上腺素

主要作用:增强心肌收缩力,增快心率,心输出量增加。激动支气管平滑肌 β_2 受体,使支气管扩张。

【临床应用】

1. 心肺复苏中的应用　可静脉注射或气管内给药,偶尔也可以心内注射。静脉注射时剂量为 1mg,可每 2~3 分钟 1 次。

2. 抢救过敏性休克　0.5~1mg,皮下注射或小剂量静脉滴注。

3. 解除支气管哮喘　每次 0.25~0.5mg,皮下注射。

【注意事项】

1. 器质性心脏病、高血压、动脉硬化、糖尿病、甲亢及妊娠等慎用。

2. 与洋地黄类合用可导致心律失常。

3. 酸性环境中作用降低,与碱性药物混合后失效。

二、去甲肾上腺素

主要作用:强烈的 α 受体激动药,可引起血管极度收缩,使血压升高。

【临床应用】

1. 常用于感染性休克患者,难治性低血压伴体循环阻力 SVR 降低(低排低阻型)。

2. 对有效血容量不足所致的休克或低血压,去甲肾上腺素作为急救时补充血容量的辅助治疗。

3. 上消化道出血的辅助治疗(口服)。

【常规剂量】

每千克体重每分钟 0.02~0.5μg，监测血压和尿量，调整用药速度。

【注意事项】

1. 为防止注射局部组织坏死，可用中心静脉导管方法或选择大静脉给药。

2. 注意血容量补充（根据中心静脉压）。

3. 小剂量和低浓度给药，不宜长时间持续用药，以免血管剧烈收缩，加剧微循环障碍。

三、异丙肾上腺素

主要作用：为纯 - 肾上腺素能受体激动剂，作用于心脏 β_1 受体，使传导加速，心率加快；作用属于支气管平滑肌 β_2 受体，使支气管平滑肌松弛。

【临床应用】

主要用于短暂治疗血流动力学不稳定且阿托品类药物治疗无效的心动过缓、心脏阻滞和其他传导异常。

【常规剂量】

起始剂量为每千克体重每分钟 0.02μg，可逐渐增至每千克体重每分钟 1μg。

【注意事项】

1. 增加心肌耗氧，易致心肌缺血，慎用于冠脉供血不足者。

2. 可诱发严重心律失常，包括室速和室颤。

四、多巴胺

主要作用：小剂量（每千克体重每分钟 1~5μg）使肾、冠脉、脑、肠系膜血管扩张，血压心率无明显变化肾血管扩张利尿；中剂量（每千克体重每分钟 5~10μg）兴奋 β 受体，导致心率升高、心肌收缩力升高、心排量升高、体循环阻力增加不明显正性肌力 + 扩血管强心；大剂量（每千克体重每分钟 10~20μg）兴奋 α 受体使全身动、静脉血管收缩。每千克每分钟 20μg 时作用类似去甲肾上腺素内脏血管收缩升压。

【临床应用】

1. 治疗各种原因引起的休克（以中、大剂量为主）。

2. 治疗心功能不全（以中、小剂量为主）。

3. 因肾动脉血流减少相关的水肿（小剂量）。

4. 治疗肾功能不全（以小剂量为主，目前不主张用于急性肾功不全的少尿期）。

【不良反应】

剂量过大或注射速度过快会引起的心动过速、心律失常以及肾动脉收缩所致肾功能不全。

五、重酒石酸间羟胺

主要作用：直接兴奋 α 受体，较去甲肾上腺素作用弱但较持久，持续地升高收缩压和舒张压。

【临床应用】

常用于出血、药物过敏等原因引起的低血压。

【用法用量】

1. 成人用量　初量 0.5~5mg 静脉注射，继而静脉滴注。将间羟胺 15~100mg 加入 5% 葡萄糖液或氯化钠注射液 500ml 静脉滴注，调节滴速以维持合适的血压。

2. 小儿用量　每千克体重 0.4mg 静脉滴注，用氯化钠注射液稀释至每 25ml 中含间羟胺 1mg 的溶液，滴速以维持合适的血压水平为度。

【注意事项】

1. 有蓄积作用，如用药后血压上升不明显，需观察 10 分钟以上再决定是否增加剂量，以免贸然增量致使血压上升过高。

2. 给药时应选用较粗大静脉注射，并避免药液外溢。

六、毛花苷丙

主要作用：增强心肌收缩力、减慢心率、减慢传导、提高自律性。

【临床应用】

1. 急性心功能不全或慢性心功能不全急性加重。

2. 室上性心动过速。

3. 控制伴快速心室率的心房颤动、心房扑动患者的心室率。

【用法用量】

1. 成人常用量　用 5% 葡萄糖注射液稀释后缓慢注射，首剂 0.4~0.6mg，以后每 2~4 小时可再用。

2. 禁忌使用 洋地黄中毒、房颤及房扑伴显性预激、高度房室传导阻滞、病态窦房结综合征、室性心动过速、心室颤动、梗阻性肥厚型心肌病禁忌使用。

七、利多卡因

主要作用：属于 Ib 类窄谱抗心律失常药物，主要作用部位是心室，抗室性心律失常作用迅速。

【临床应用】

最常用于室性期前收缩和室性心动过速，对室上性心律失常无效。

【用法用量】

1. 静脉注射 每千克体重 1~1.5mg（一般用 50~100mg）作首次负荷量静脉注射 2~3 分钟，必要时每 5 分钟后重复 1~2 次静脉注射，但 1 小时之内的总量不得超过 300mg。

2. 静脉滴注 在用负荷量后可继续以每分钟 1~4mg 静脉滴注维持，肝或肾功能障碍时应减少用量，以每分钟 0.5~1mg 静脉滴注。

【注意事项】

超量可引起惊厥和心脏骤停。

八、胺碘酮

主要作用：心脏离子多通道阻滞剂，广谱抗心律失常药。

【临床应用】

电复律的准备用药、控制房颤（超过 48 小时）心室率、血流动力学稳定的单形性室速、不伴 QT 间期延长的多形性室速和未能明确诊断的宽 QRS 心动。

【用法用量】

1. 血流动力学稳定的快速房性/室性心律失常 负荷剂量 150mg，用 5% 葡萄糖稀释，10 分钟以上缓慢注入，维持剂量每分钟 1mg。复发或对首剂治疗无反应，可以追加负荷量 150mg 静脉注射。

2. 室颤或无脉室速的抢救 2~3 次电击除颤和血管加压药物无效时，即刻用胺碘酮 300mg（或每千克体重 5mg）静脉注射，以 5% 葡萄糖稀释，快速推注，然后再次除颤。

【注意事项】

碘过敏、病窦综合征严重房室传导阻滞、QT 延长者禁用。

九、阿托品

主要作用:缓解各种内脏绞痛、减少腺体分泌、用于迷走神经过度兴奋所致的窦房阻滞、房室阻滞等缓慢型心律失常,解救有机磷酸酯类中毒。

【临床应用】

1. 缓慢型心律失常　成人 0.5~1mg 静脉注射,按需可 1~2 小时 1 次,最大用量为 2mg。

2. 解毒　用于有机磷中毒时,肌内注射或静脉注射 1~2mg(重度有机磷中毒时可加大 5~10 倍),每 10~20 分钟重复,直到并维持阿托品化,用维持量,有时需 2~3 天。

【注意事项】

青光眼及前列腺肥大者、高热者禁用。

十、硝酸甘油

主要作用:降低全身血管阻力、扩张冠状动脉,改善心肌供氧。

【临床应用】

1. 心绞痛的预防和治疗。

2. 降低血压或治疗充血性心衰。

【用法用量】

稀释后静脉滴注,开始剂量为每分钟 5~10μg,每 3~5 分钟增加 5μg,应根据个体的血压、心率和其他血流动力学参数来调整用量。

【注意事项】

1. 使用能有效缓解急性心绞痛的最小剂量,慎用于血容量不足或收缩压低的患者。

2. 心肌梗死早期(有严重低血压及心动过速时)、严重贫血、青光眼、颅内压增高者禁用。

十一、呋塞米

主要作用:为强有力的利尿剂。

【临床应用】

用于充血性心衰、肝硬化腹水、肾功能衰竭等水肿疾病、高血压、急性药物中毒。

【用法用量】

1. 成人　肌内注射或静脉注射,每日 20~80mg。

2. 小儿　静脉注射,每千克体重 1~2mg,最大每千克体重 6mg。

【注意事项】

1. 可致低血压、脱水、低钾低钠低钙血症等。

2. 低钾血症、肝性脑病患者、大剂量使用洋地黄患者禁用。

十二、氨茶碱

主要作用:通过松弛支气管平滑肌和抑制肥大细胞释放过敏性介质,减轻支气管的充血和水肿,解除多种原因引起的支气管痉挛。

【临床应用】

适用于支气管哮喘、喘息型支气管炎、阻塞性肺气肿等缓解喘息症状。

【用法用量】

1. 成人　静脉滴注,每次 0.25~0.5g,用 5% 葡萄糖稀释后使用,注射时间不得短于 10 分钟。极量每日 0.5~1g。

2. 小儿　每千克体重 2~4mg。

【注意事项】

1. 结核病、急性细菌性或病毒性感染患者应用时,必须给予适当的抗感染治疗。

2. 长期服药后,停药前应逐渐减量。

3. 糖尿病、骨质疏松症、肝硬化、肾功能不良、甲状腺功能低下患者慎用。

十三、地塞米松

主要作用:肾上腺皮质激素类药,具有抗炎、抗过敏、抗休克、抗风湿、免疫抑制作用。

【临床应用】

常用于危重患者的抢救,如严重的支气管哮喘、严重的休克、过敏脑水肿等。

【用法用量】

1. 成人　每次 2~20mg 肌内注射或静脉滴注。

2. 小儿　每天每千克体重 0.1~0.25mg。

【注意事项】

糖尿病、精神病、消化性溃疡、活动性肺结核等慎用,水痘患儿禁用。

十四、咪唑安定

主要作用：短效苯二氮䓬类药，具有很强的镇静催眠作用，可抗癫痫和抗惊厥。

【临床应用】

镇静催眠、抗癫痫、抗惊厥。

【用法用量】

1. 镇静　成人 2~3mg，小儿每千克体重 0.05~0.1mg 静脉注射。

2. 抗惊厥　成人 5~10mg，小儿每千克体重 0.1~0.3mg 静脉注射。

【注意事项】

1. 严密观察患者呼吸，防止呼吸抑制的发生。

2. 禁用于三环抑郁药过量的患者。

十五、50% 葡萄糖酸钙

主要作用：快速补充血糖和能量。

【临床应用】

补充能量和体液、低糖血症、高钾血症。

【用法用量】

1. 纠正低血糖　20~40ml 静脉注射。

2. 降低血清钾浓度　10%~25% 注射液，每 2~4g 葡萄糖加 1 单位短效胰岛素输注。

【注意事项】

1. 高浓度葡萄糖注射液外渗可致局部肿痛。

2. 糖尿病酮症酸中毒未控制者、高血糖非酮症性高渗状态禁用。

十六、10% 葡萄糖酸钙

【临床应用】

1. 治疗钙缺乏、急性血钙过低、碱中毒及甲状旁腺功能低下所致的手足搐弱症、过敏性疾患、镁中毒时的解救、氟中毒的解救。

2. 心脏复苏时应用（如高血钾或低血钙，或钙通道阻滞引起的心功能异常的解救）。

【用法用量】

1. 成人　低钙血症每次 1g 静脉注射。

2. 小儿　低钙血症每千克体重 20~50mg 静脉注射。

【注意事项】

1. 不宜用于肾功能不全与呼吸性酸中毒患者。

2. 静脉注射时药物外溢可致组织坏死。

（李　博　周小蓉）

附录 2

重大灾害中的物资准备

　　口腔医院虽然是专科医院，在重大灾害事故中也有义不容辞的责任。作为医院第一批先遣队伍携带的救灾药品及物资准备如下，后续物资会根据现场情况进行调整后迅速运往灾区（以下物资常备于四川大学华西口腔医院急诊科）。

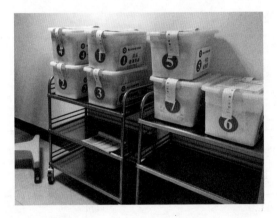

1 号箱（药品、输液用品）

名称	剂量	数量
75% 乙醇	500ml	2 瓶
爱尔碘	60ml	4 瓶
50% 葡萄糖注射液	20ml	10 支
盐酸利多卡因注射液	5ml	25 支
地塞米松磷酸钠注射液	1ml : 5mg	20 支
硫酸阿托品注射液	1ml : 0.5mg	6 支
尼可刹米注射液	1.5ml : 0.375g	6 支
盐酸多巴胺注射液	2ml : 20mg	6 支

续表

名称	剂量	数量
盐酸肾上腺素注射液	1ml ： 1mg	20 支
双氯芬酸钠缓释胶囊	50mg*20	1 盒
去乙酰毛花苷注射液	2ml ： 0.4mg	5 支
20ml 注射器		5 个
5ml 注射器		50 个
1ml 注射器		10 个
输液器		20 个
压脉带		5 根
胶布		2 个
棉签（5 支 /200 包 / 袋）		1 袋

2 号箱（输液液体）

名称	剂量	数量
0.9% 氯化钠注射液	500ml	8 瓶
5% 葡萄糖注射液	500ml	8 瓶
平衡液	500ml	8 瓶

3 号箱（冲洗液体）

名称	剂量	数量
过氧化氢液	500ml	10 瓶
冲洗盐水	500ml	10 瓶
冲洗注射器	5ml	30 个

4 号箱（一次性物品）

名称	规格	数量
医用脱脂棉球	50g（0.5g*100 粒）	1 包
医用纱布	10cm×10cm, 120 袋 / 包	1 包
绷带	3 列 / 卷 / 包	10 卷
一次性口罩	50 副 / 包	1 包
一次性帽子	20 副 / 包	1 包

5 号箱（手套、检查盘）

名称	数量
橡胶手套	200 副（中号 100 副、小号 100 副）
PE 手套	10 包（每包 300 只）
口腔检查盘	20 个

6 号箱（清创用品）

名称	数量
缝线	2 盒（3/0.5/0 各 50 个）
手术刀	2 盒（40 把）
可吸收明胶海绵	20 包
清创包	5 个
大剪刀	10 把
小剪刀	10 把
持针器	10 把
脉镊	10 把
麻药注射器 5ml	50 支

7 号箱（生活用品）

无纺布	1 包（用于临时创建清洁区域）
纸巾	1 包（10 袋 / 包）
一次性碗	50 个
一次性筷子	40 双
一次性杯子	40 个
手电筒（备用 7 号电池 10 节）	3 把
洗漱用品套装	3 套
瓶装水	2 件（24 瓶 / 件）
干粮（饼干）	3 包

另备：伤情识别卡、病员腕带。

（周小蓉　周凤仙）

参考文献

1. 周学东,叶玲.实用牙体牙髓病治疗学.第2版.北京:人民卫生出版社,2013.

2. 周学东.口腔内科学.北京:科学技术文献出版社,2010.

3. 张志愿.口腔颌面外科学.第7版.北京:人民卫生出版社,2012.

4. 林梅,李龙江.口腔感染疾病诊疗常规.天津:天津科技出版社,2005.

5. 温玉明,李龙江.口腔颌面部肿瘤学–现代理论与临床实践.北京:人民卫生出版社,2004.

6. 石冰,华成舸.华西口腔住院医师手册.北京:中国协和医科大学出版社,2015.

7. 孟焕新.牙周病学.北京:人民卫生出版社,2012.

8. 马绪臣.口腔颌面医学影像诊断学.第6版.北京:人民卫生出版社,2012.

9. 姬爱平.口腔急诊常见疾病诊疗手册.北京:北京大学医学出版社,2013.

10. 樊明文,周学东.牙体牙髓病学.第4版.北京:人民卫生出版社,2012.

11. 陈谦明.口腔黏膜病学.第4版.北京:人民卫生出版社,2012.

12. 陈谦明,曾昕.案析口腔黏膜病学.北京:人民卫生出版社,2014.

13. Newman MG, Takei H, Klokkevold PR, et al.Carranza's Clinical Periodontology.St.Louis:Saunders, 2015.

14. Torabinejad M, Walton RE, Fouad AF. Endodontics:Principles and Practice. St.Louis:Saunders, 2014.

15. Hargreaves KM, Berman LH.Cohen's Pathways of the Pulp Expert Consult. St.Louis:Saunders, 2015.

16. Ingle JI, Bakland LK, Baumgartner JC.Ingle's Endodontics.Hamilton:BC Decker, 2008.

17. Pasler FA, Visser H.Pocket Atlas of Dental Radiology.Stuttgart:Thieme, 2007.

18. 潘维芳.颌面部异物的诊断及治疗.口腔颌面外科杂志,2001,11(s1):90–91.

19. 刘玉柱,刘涛,马斌,等.口腔颌面部异物68例临床分析.西南军医,2009,11(2):288.

20. Diangelis AJ, Andreasen JO, Ebeleseder KA, et al. International Association of Dental Traumatology guidelines for the management of traumatic dental injuries:1. Fractures and luxations of permanent teeth. Dental Traumatology, 2014, 28(3):174–182.

21. Andersson L, Andreasen JO, Day P, et al. International Association of Dental Traumatology guidelines for the management of traumatic dental injuries:2. Avulsion of permanent teeth. Dental Traumatology, 2012, 28(2):88–96.

22. Malmgren B, Andreasen JO, Flores MT, et al. International Association of Dental Traumatology guidelines for the management of traumatic dental injuries:3. Injuries in the primary dentition. Dental Traumatology, 2012, 28(3):174–182.